FORSCHUNGSBERICHTE DES LANDES NORDRHEIN-WESTFALEN

Nr. 1273

Herausgegeben
im Auftrage des Ministerpräsidenten Dr. Franz Meyers
von Staatssekretär Professor Dr. h. c. Dr. E. h. Leo Brandt

Prof. Dr. med. Bernhard Lüderitz
Dr. med. Walter Noder

Klinische Abteilung des Bäderwissenschaftlichen Institutes des Staatsbades
Salzuflen an der Universität Münster in Bad Salzuflen

Über die Wirkung von Bädern mit verschiedenem Kochsalz- und CO_2-Gehalt auf Gesunde und Kranke mit Funktionsstörungen des kardio-pulmonalen Systems

I. Mitteilung

Das Verhalten der Funktionsgrößen des kardio-pulmonalen Systems im CO_2-haltigen Solbad bei gleicher Temperatur, gleicher Wasserhöhe und gleicher Badedauer (Arbeitsergebnisse bis zum 1. 3. 1962)

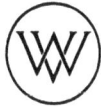

Springer Fachmedien Wiesbaden GmbH 1964

ISBN 978-3-663-20059-8   ISBN 978-3-663-20416-9 (eBook)
DOI 10.1007/978-3-663-20416-9

Verlags-Nr. 011273

© 1964 by Springer Fachmedien Wiesbaden
Ursprünglich erschienen bei Westdeutscher Verlag GmbH, Köln und Opladen 1964.

Inhalt

Einleitung und Problemstellung 7

Methodische Voraussetzungen 8

Spezielle Fragestellung 11

Methodik 12
    A. Kreislauffunktionen 12
    B. Lungenfunktionen 12

Untersuchungsgang 14
    A. Kreislauffunktionen 14
    B. Lungenfunktionen 15

Ergebnisse 16
  I. Doppelbestimmungen 16
  II. Das Verhalten der Kreislaufgrößen im Bade 17
  III. Das Verhalten der Lungenfunktionsgrößen im Bade 23

Zusammenfassende Besprechung der Ergebnisse...................... 26

Zusammenfassung 30

Literaturverzeichnis 31

Einleitung und Problemstellung

Die kurmäßige Anwendung physikalischer Behandlungsmethoden im allgemeinen sowie der balneotherapeutischen Maßnahmen im besonderen hat in den letzten Jahrzehnten eine deutliche Steigerung erfahren.
Insbesondere infolge der jüngeren Sozialgesetzgebung und der dadurch bedingten Ausweitung der Heilverfahrenspraxis der Sozialversicherungsträger, ist darüber hinaus ein neuer und erweiterter Patientenkreis entstanden. Hier spielt nicht nur die Behandlung manifester Erkrankungen eine Rolle, sondern auch die Prophylaxe und Rehabilitation.
Bedingt durch die vorherrschenden Lebensgewohnheiten und die erhöhte Lebenserwartung mit der Verschiebung nach höheren Altersklassen, betrifft diese Entwicklung insbesondere jene Kurorte, deren Indikationen die Behandlung der Störungen des Kreislaufs und der Abnutzungskrankheiten umfassen.
Durch die Indikationen für die Badebehandlung in Bad Salzuflen stehen uns in großer Zahl Patienten mit funktionellen und organischen Herz- und Kreislaufstörungen zur Verfügung. Darüber hinaus kommen zahlreiche Patienten mit Emphysem, Asthma und Bronchitis nach Bad Salzuflen, so daß sich die Sammlung eines größeren Beobachtungsgutes derartiger Krankheitsbilder hier sicher leichter als anderen Ortes erreichen läßt.
Eine sinnvolle und optimale Bädertherapie setzt voraus, daß die Wirkungen der Bäder nach Richtung und Größe bekannt sind. Die bisherigen Untersuchungen über die Bädertherapie und ihre Ergebnisse können nach heutigen Ansprüchen nicht voll befriedigen, weil sie entweder mit unzulänglichen Methoden oder aber an einer zu kleinen Anzahl von Versuchspersonen (Vpnn) vorgenommen wurden. Damit ist auch die Tatsache zu erklären, daß bis jetzt allgemein gültige Dosierungsrichtlinien für die Anwendung balneotherapeutischer Maßnahmen nicht vorliegen.
Wir haben uns daher die Aufgabe gestellt, die Wirkung der Mineralbäder auf die Funktionsgrößen des kardiopulmonalen Systems zu untersuchen und ein Dosierungsschema zu erarbeiten, das es erlaubt, einen optimalen Behandlungserfolg zu erzielen.
In dem ersten Arbeitsabschnitt, über den hier berichtet werden soll, haben wir Funktionsgrößen untersucht, die im Kohlensäuremineralbad Veränderungen erfahren. Wir haben dabei bewußt auf die Einteilung unseres Untersuchungsgutes in bestimmte Krankheitsgruppen verzichtet. Dies geschah in erster Linie im Hinblick auf die Schwierigkeiten, die sich bei der Abgrenzung der Hypertoniker von den Normotonikern ergeben, weil bisher eine allgemein anerkannte Definition des Begriffes der Hypertonie noch nicht vorliegt.
Wir haben uns daher darauf beschränkt, die Veränderungen der Funktionsgrößen im Bade in Abhängigkeit vom Ausgangswert zu bestimmen.

Methodische Voraussetzungen

Voraussetzung für unsere Arbeit war eine Methodik, die es erlaubte, die Funktionsgrößen des kardio-pulmonalen Systems zu messen.
Die Methode sollte vier Forderungen erfüllen. Sie sollte

1. exakte und reproduzierbare Ergebnisse liefern,
2. zuverlässig in der Handhabung und damit geeignet für größere Untersuchungsserien sein,
3. den Untersuchten so wenig wie möglich belästigen und
4. keinerlei Gefahr für die Gesundheit bedeuten.

Für die Untersuchung der Lungenfunktion standen bereits Methoden zur Verfügung, die diesen Forderungen gerecht werden.
Zur Erfassung der Funktionsgrößen des Kreislaufs ist die Kenntnis des *Herzminutenvolumens* (HMV) unabdingbare Voraussetzung. Da die bisher gebräuchlichen unblutigen Verfahren zur Bestimmung des HMV sich hinsichtlich ihres Streubereiches als zu unzuverlässig erwiesen, die blutigen Verfahren aber wegen der mit der Untersuchung verbundenen Beeinträchtigung des Probanden nicht in Frage kamen, war hier eine *methodische Neuentwicklung* nicht zu umgehen.
Die von Kaufmann und Hegglin [12] angegebene Technik der unblutigen HMV-Bestimmung mit Evans Blue kam zwar unseren Ansprüchen sehr nahe, erwies sich aber immer noch als mit einer zu großen Fehlerbreite belastet. Die Fehlerbreite beruht hier auf dem Eichverfahren. Dieses Verfahren fußt auf dem Prinzip, die Amplituden der unblutig mit dem Ohroxymeter gewonnenen relativen Farbstoffzeitkonzentrationskurven in Beziehung zu setzen zu den absoluten Serumkonzentrationen, die während der Farbstoffpassage blutig ermittelt werden. Unter Berücksichtigung des Hämatokrits lassen sich dann die absoluten Farbstoffkonzentrationen im Vollblut errechnen.
Dieses Verfahren birgt jedoch eine Reihe von Fehlermöglichkeiten in sich, die im wesentlichen auf Nullpunktwanderungen während der Meßperiode zurückzuführen sind, zum anderen auf Fotometriefehler und die Variation des Hämatokrits in den verschiedenen Kreislaufbezirken (Kaufmann und Mitarbeiter) [13].
Diese Fehler lassen sich weitgehend vermeiden, wenn man die *optischen Eigenschaften des Farbstoffs* (Evans Blue) selbst *zur Eichung benutzt* (Noder und Thürmann) [18]. Da Evans Blue sein Absorptionsmaximum im roten Spektralbereich aufweist, bewirkt die Zugabe dieses Farbstoffs zum Blut eine Verminderung der Lichtdurchlässigkeit für rotes Licht. Diese Verminderung der Lichtdurchlässigkeit ist proportional dem Logarithmus der Farbstoffzugabe und um so größer, je höher die Lichtdurchlässigkeit vor der Farbstoffzugabe war (Lambert-Beersches Gesetz).

Da eine Desaturation des Hämoglobins optisch die gleichen Phänomene hervorruft, bewirkt die Farbstoffzugabe demnach eine scheinbare Desaturation des Blutes, die sich mit geeigneten Geräten (Oxymetern) messen läßt. Unter Verwendung einer Eichkurve kann man dann bei bekanntem Hämoglobingehalt des Blutes scheinbare Sättigungsänderungen in Rotwertänderungen und diese wiederum in Farbstoffkonzentrationsänderungen im Vollblut umrechnen.

Für die Eichung der Farbstoffzeitkonzentrationskurve sind deshalb weder Blutentnahmen erforderlich, noch muß der Hämatokrit bekannt sein.

Dieses eigens für die vorliegenden Untersuchungen von uns entwickelte Verfahren zur Eichung unblutig gewonnener Farbstoffzeitkonzentrationskurven verbindet somit die Vorteile der minimalen Belästigung des Patienten mit einer unter den obwaltenden Umständen maximalen Genauigkeit. Wir (NODER und THÜRMANN) haben diese Methode in der Zeitschrift für Kreislaufforschung [18] beschrieben und bei unserer weiteren Arbeit einer intensiven Prüfung unterzogen, deren Ergebnisse in dieser Arbeit (Kontrollversuche) dargestellt werden und noch einmal ausführlich veröffentlicht werden sollen. Unter Verwendung der gleichen Technik ist es auch möglich, die Größe des *zentralen Blutvolumens* (ZBV), d. h. des intrathorakalen Blutvolumens zu bestimmen durch Berechnung der mittleren Kreislaufzeit $(\bar{t}_c)$

$$\bar{t}_c = \frac{\Sigma\, ct}{\Sigma\, c}$$

Dabei bedeuten:

$\Sigma\, ct =$ die Summe der Produkte von Farbstoffkonzentration und Zeit in Sekunden nach der Farbstoffinjektion während der 1. Farbstoffpassage,
$\Sigma\, c =$ die Summe der Farbstoffkonzentration in dieser Zeit.

Das ZBV ist dann gleich dem Produkt der mittleren Kreislaufzeit und der Stromstärke $\left(= \dfrac{I}{\Sigma\, c}\right.$, wobei I die injizierte Farbstoffmenge bedeutet$\left.\right)$.

$$ZBV = \frac{\Sigma\, ct \cdot I}{\Sigma\, c^2}$$

Ebenso wie das HMV haben wir die Bestimmung des ZBV im Rahmen der vorliegenden Untersuchungsreihe einer eingehenden Prüfung in Form von Doppelbestimmungen unterzogen.

Für die Kreislaufanalyse haben wir außer dem HMV und dem ZBV folgende Größen bestimmt:

1. das *Schlagvolumen* (VS),
2. den *Volumenelastizitätskoeffizienten* (E'),
3. den *peripheren Widerstand* (W).

Zur Errechnung dieser letztgenannten Größen war die Kenntnis der *Pulsfrequenz* (F_P) sowie des systolischen (P_s) und diastolischen (P_d) *Blutdruckes*, des arteriellen Mitteldruckes (P_m) und der Blutdruckdifferenz (ΔP) Voraussetzung.

Darüber hinaus wurde noch der *Sauerstoffverbrauch* (V_{O_2}) bestimmt, um die Veränderungen der Kreislaufgrößen zum Sauerstoffverbrauch in Beziehung setzen zu können.

Für die Lungenfunktionsprüfung wurden der *arterielle Sauerstoffdruck* (P_{O_2a}), der *arterielle Kohlendioxyddruck* (P_{CO_2a}) und die *Wasserstoffionenkonzentration des arteriellen Blutes* (pH_a) herangezogen.

Spezielle Fragestellung

Im Rahmen der oben aufgezeigten Fragestellung mußte zunächst untersucht werden, wie sich die Funktionsgrößen der Atmung und des Kreislaufs beim Baden in einer Kohlensäuresoltherme unter gleichen Bedingungen (Temperatur, Wasserhöhe, Badedauer) verhalten.

Die hier vorliegende Mitteilung ist als erstes Teilergebnis der oben umrissenen Fragestellung zu verstehen und umfaßt die Ergebnisse der bis zum 1. 3. 1962 durchgeführten Untersuchungen.

Methodik

Die Funktionsgrößen wurden auf folgende Weise bestimmt:

A. Kreislauffunktionen

1. *Pulsfrequenz:*
   durch die Pulskurvenaufzeichnung mittels eines Infratonrezeptors der Fa. Boucke, Tübingen [4].
2. *Systolischer und diastolischer Blutdruck:*
   fortlaufend intermittierend mit dem Infratonsystem nach BOUCKE-BRECHT [4].
3. *Herzminutenvolumen:*
   mit der von uns (NODER und THÜRMANN) [18] erarbeiteten unblutigen Bestimmungsmethode auf der Basis der Indikatorverdünnungstechnik (Hamilton-Prinzip) [10] unter Verwendung eines Oxymeters mit Ohreinheit (Fa. Atlas, Bremen) [18].
4. *Zentrales Blutvolumen:*
   mit der gleichen Methode.
5. *Sauerstoffverbrauch:*
   spirographisch am geschlossenen System mit der Dargatzapparatur Typ 210D [2].

B. Lungenfunktionen

1. *Arterieller Sauerstoffdruck:*
   mittels der von GLEICHMANN und LÜBBERS [6] angegebenen polarographischen Methode mit der Teflon-überzogenen Ganzglas-Platin-Elektrode.
2. *Arterieller Kohlendioxyddruck:*
   elektrometrisch mit der ebenfalls von GLEICHMANN und LÜBBERS [7] angegebenen mit Teflon-überzogenen Ganzglas-Elektrode (Hersteller Fa. Eschweiler, Kiel). Die ersten elf Bestimmungen des arteriellen Kohlendioxyddruckes wurden mit der manometrischen Methode [2] an der van-Slyke-Apparatur vorgenommen, weil uns die Lübbers-Elektrode erst später zur Verfügung stand.
3. Die *Wasserstoffionenkonzentration* des arteriellen Blutes:
   mit der kombinierten Ganzglas-Kalomel-Elektrode elektrometrisch unter Verwendung der ASTRUP-Apparatur und des pH-Meter 22 der Fa. Radiometer,

Kopenhagen [1]. Die Eichung der PO_{2a}- und PCO_{2a}-Meßeinrichtung wurde mit definierten Gasgemischen, für PO_2 zusätzlich mit im Kugeltonometer aequilibrierten Blutproben vorgenommen, die Konstanz durch jeweilige Gaszwischeneichungen nach jeder Messung kontrolliert. Für die Gaseichung bzw. die Aequilibrierung wurden Gasgemische verwendet, die aus Stahlflaschen entnommen wurden. Ihre Zusammensetzung wurde einmal wöchentlich mit der Mikroscholander-Apparatur bestimmt.

Zur Eichung der pH-Meßeinrichtung wurden Standard-Puffer verwandt, die Konstanz der »Steilheit« der Elektrode durch Standard-Puffer-Reihen laufend überprüft. Zwischeneichungen wurden nach jeder Messung vorgenommen.
Aus diesen direkt gemessenen Größen wurden die folgenden Funktionsgrößen errechnet:

1. *Das Schlagvolumen* aus Herzminutenvolumen und Pulsfrequenz.
2. Die *Blutdruckdifferenz* als Differenzwert des systolischen Blutdruckes sowie diastolischen Blutdruckes.
3. Der *arterielle Mitteldruck* als arithmetisches Mittel der arteriellen Druckwerte.
4. Der *Volumenelastizitätskoeffizient* nach der Formel

$$E' = \frac{\Delta P \cdot K}{V_s}$$

mit der Definition $dyn \cdot cm^{-5}$.

5. Der *Gesamtwiderstand* des arteriellen Systems nach

$$W = \frac{P_m \cdot K}{I}$$

wobei I die Stromstärke bedeutet ($= HMV \cdot 60^{-1}$). Seine Definition ist $dyn\ sec \cdot cm^{-5}$.

Zur Untersuchung gelangten insgesamt 172 Männer im Alter von 20 bis 63 Jahren.
Bei 64 Vpnn wurden Kreislaufuntersuchungen und bei 35 Vpnn Lungenfunktionsuntersuchungen im Bade vorgenommen.
Bei 73 Vpnn wurden Doppelbestimmungen des HMV und des ZBV in Ruhe durchgeführt, um die Größe des Versuchsfehlers zu ermitteln.
Bei den bisherigen Untersuchungen wurde für sämtliche Vpnn ein *CO_2Thermalbad* verwandt bei einer *Temperatur von 34,5* bis 35°C und einer Wasserhöhe, die einem ¾ *Bad* entspricht (Wasserhöhe in Mammillarlinie).
Das Quellwasser hatte einen *Kochsalzgehalt von 7%* und war voll *mit Kohlensäure gesättigt*. Es ist charakterisiert als eisenhaltige Kohlensäuresoltherme, die darüber hinaus noch eine Reihe weiterer Minerale enthält, von denen die Kationen Calcium und Magnesium sowie die Anionen Sulfat und Hydrogenkarbonat in nennenswerter Menge vorliegen.

Untersuchungsgang

A. Kreislauffunktionen

1. Vorbereitung

Der Patient wurde gewogen und gemessen. Die rechte Ohrmuschel wurde mit einer hyperämisierenden Salbe (Finalgon) eingerieben. Danach wurde die Vpn aufgefordert, sich zu entkleiden und sich auf die Untersuchungsliege in der leeren Wanne zu begeben.
Der Kopfteil der Liege war so gestellt, daß der Oberkörper etwas erhöht war. Zur Vermeidung eines Wärmeverlustes wurden die Vpnn zugedeckt. Beide Arme kamen auf Armhalterungen, so daß sie später auch bei gefüllter Wanne oberhalb der Wasserlinie blieben. Während der nun folgenden 30minütigen Ruhepause wurde die Ohreinheit angelegt und nach den Vorschriften zur unblutigen Oxymetrie individuell geeicht. Am rechten Arm wurden die Blutdruckmanschette sowie das Pulsmikrofon angebracht, die Verweilkanüle für die Farbstoffinjektion wurde in der linken Ellenbeuge in eine Vene eingeführt und fixiert.

2. Ruhemessung

Nach 30 Minuten wurde der in der leeren Wanne liegende Patient über ein Atemmundstück an den Spirographen angeschlossen. Die Nasenatmung wurde durch eine Nasenklemme unterbunden. Hiernach wurde 5 Minuten lang der Sauerstoffverbrauch gemessen. Während dieser Zeit erfolgte die erste Blutdruckmessung und unmittelbar danach die Farbstoffinjektion durch die Verweilkanüle zur Bestimmung des HMV bzw. des ZBV. Danach wurde die zweite Blutdruckmessung vorgenommen. Die Doppelbestimmungen des HMV und des ZBV in Ruhe wurden unter den gleichen Bedingungen durchgeführt.

3. Einlassen des Mineralwassers

Die Liege mit der Vpn wurde dann hydraulisch aus der leeren Wanne herausgehoben, wobei jedoch sämtliche Meßelemente an Ort und Stelle belassen wurden. Danach erfolgte schonend die Füllung der Wanne mit der CO_2-haltigen Sole bis zu halber Wannenhöhe. Nun wurden die Vpn nach Entfernung von Decke und Badetuch wieder in die Wanne gesenkt und die Wanne soweit gefüllt, daß der Wasserspiegel in Höhe der Mammillarlinie stand.

4. Messung im Bade

3 Minuten nachdem die Wanne bis zu der beabsichtigten Höhe gefüllt war, wurden der Spirograph angeschlossen und der Blutdruck gemessen. Nach 5 Minuten wurden der Farbstoff injiziert und sofort anschließend wiederum der Blutdruck gemessen. Die spirographische Registrierung des Sauerstoffverbrauches wurde über 5 Minuten bis zum Ende der 7. Minute nach Beginn des Bades durchgeführt. Bei einem Teil der Untersuchten wurden die gleichen Untersuchungen nach weiteren 10 Minuten, also nach ca. 15 Minuten Badedauer, noch einmal vorgenommen.

B. *Lungenfunktionen*

Die Untersuchung der Lungenfunktionsgrößen im Bade wurde unter den gleichen äußeren Bedingungen vorgenommen wie die Kreislaufuntersuchungen.

Dabei wurde während der Vorbereitungszeit eine Verweilkanüle in die Arteria cubitalis links eingelegt und mit Heftpflasterstreifen fixiert. Nach 30minütiger Ruhepause wurden 10 ccm Blut entnommen zur Bestimmung von P_{CO_2a}, P_{O_2a} und pH_a. Dann wurde die Verweilkanüle wieder mit einem Mandrin verschlossen. Hierauf wurde die Wanne gefüllt. Nach 5 Minuten Badedauer wurde die zweite Blutentnahme vorgenommen.

Bei 22 Untersuchten wurden nochmals nach 10 und 15 Minuten Badedauer 10 ccm Blut zur Analyse entnommen.

Ergebnisse

I. Doppelbestimmungen

Es sei zuerst über die Ergebnisse der Doppelbestimmungen des HMV und des ZBV berichtet. Sie sind für die Zuverlässigkeit unserer gesamten Untersuchungen von großer Bedeutung. Während nämlich über die Meßgenauigkeit bzw. über die Reproduzierbarkeit der meisten von uns verwendeten Bestimmungsmethoden ausreichende Erfahrungen vorlagen, war dies bei dem von uns neu entwickelten Verfahren zur Bestimmung des HMV und des ZBV nicht der Fall.

Es schien daher erforderlich, die Genauigkeit unserer Methode und die Reproduzierbarkeit unserer Ergebnisse mit Hilfe einer größeren Meßreihe in Form von Doppelbestimmungen zu überprüfen.

Bereits in einer früheren Veröffentlichung (NODER und THÜRMANN) [18] haben wir nachweisen können, daß mit unserer Methode eine größere Konstanz der Einzelbestimmungen gegenüber vergleichbaren anderen Methoden zu erreichen ist, und darüber hinaus ein nennenswerter systematischer Fehler nicht vorliegt. Da die der damaligen Veröffentlichung zugrunde liegende Doppelbestimmungsreihe jedoch nur 20 Untersuchungen umfaßte, schien es erforderlich, deren Ergebnisse mit einer größeren Untersuchungsreihe zu überprüfen. Die dabei gewonnenen Resultate sind in der Tab. 1[1] niedergelegt und in den Diagrammen 1–3[1] graphisch aufgetragen.

Bevor wir auf die Besprechung unserer Untersuchungsergebnisse eingehen, scheint es erforderlich, die Art der von uns gewählten *graphischen Darstellung* der Untersuchungsergebnisse zu erläutern. Wir haben bei dieser Darstellung ein doppelt logarithmisches Koordinatensystem gewählt, bei dem die Abszisse den Zahlenwert der Ruheuntersuchung angibt, während die Ordinate den Zahlenwert der Untersuchung im Bade bestimmt. Diese Art der Darstellung hat zwei Vorteile.

1. Alle Untersuchungen, die unter Körperruhebedingungen und im Bade das gleiche Ergebnis zeigten, liegen auf einer Geraden, die alle Punkte gleichen Zahlenwertes im Koordinatensystem miteinander verbindet (Nullabweichung).
2. Die Ergebnisse aller Untersuchungen, die im Bade die gleiche prozentuale Abweichung gegenüber dem Ruhewert ergaben, liegen ebenfalls auf einer Geraden, die der Nullabweichung parallel verläuft. Es ist somit, unabhängig von der Größe des Ausgangswertes, aus dem Diagramm unmittelbar zu entnehmen, wie groß die prozentuale Abweichung jeder einzelnen Untersuchung von der Ruheuntersuchung ist. Dabei liegen Zunahmen oberhalb, Abnahmen der Meßwerte unterhalb der Nullabweichung.

[1] Sämtliche Tabellen und Diagramme befinden sich im Anhang.

Als Beispiel sei das Diagramm 4 (Verhalten des Herzminutenvolumens im Kohlensäurethermalbad ¾ nach 5′ Badedauer bei 35°C) angeführt.

Dabei stellt die Gerade a, von uns als Nullabweichung bezeichnet, den geometrischen Ort aller Punkte dar, die in beiden Koordinatenachsen dem gleichen Zahlenwert genügen. Es sind dies also Untersuchungen, bei denen im Bade keine Veränderung des HMV gegenüber der Ruhe-Untersuchung gefunden wurde.

Es ist zu erkennen, daß in diesem Diagramm 4 die Punktwolke in ihrer Masse oberhalb (in Richtung höherer Zahlenwerte auf der Ordinate) der Nullabweichung gelegen ist. Das bedeutet, daß in den meisten Untersuchungen eine Zunahme des HMV gemessen wurde. Weiter ist zu erkennen, daß sich die Punktwolke etwa gleichmäßig um eine Gerade b verteilt (von uns als Mittelwertachse bezeichnet), die zur Nullabweichung (a) parallel verläuft.

Der Abstand von b zu a ist ein direktes Maß der prozentualen Änderung des HMV gegenüber der Ruheuntersuchung und beträgt im vorliegenden Fall + 15% im Mittel. Die Tatsache, daß die Geraden a und b Parallelen sind, besagt, daß im vorliegenden Falle die prozentuale Zunahme des HMV im Bade unabhängig von der absoluten Größe des Ruhewertes ist.

Die Untersuchungen über die Reproduzierbarkeit der mit unserer Methode gewonnenen Meßwerte wurden an 73 Vpnn vorgenommen, wobei auf klinische Kriterien nicht geachtet wurde, da es lediglich auf die Ermittlung der Meßgenauigkeit bei zwei Untersuchungen an derselben Vpn ankam.

HMV und V_S wurden bei 73 Vpnn, das ZBV bei 54 Personen zweimal bestimmt. Dabei ergab sich für das HMV eine *Abweichung des Mittelwertes aller Zweitbestimmungen von + 1,3%* gegenüber der 1. Bestimmung (7,24 l/Minuten gegenüber 7,14 l/Minuten) (Diagramm 1). Der *Mittelwert* aller *Zweitbestimmungen des V_S lag um 1% niedriger* als bei der Vormessung (101 ccm gegenüber 102 ccm) (Diagramm 2). Bei dem *ZBV* ergab sich eine *Differenz von + 5,4%* bei der zweiten Bestimmung (2,33 l gegen 2,21 l) (Diagramm 3).

Diese Ergebnisse gewährleisten zusammen mit den bereits veröffentlichten Untersuchungen ausreichende Sicherheit für die Verwendbarkeit unserer Methode in ausgedehnten Versuchsreihen.

II. Das Verhalten der Kreislaufgrößen im Bade

Das vorliegende Zahlenmaterial stützt sich auf Untersuchungen von insgesamt 64 Vpnn. Bei 8 dieser Vpnn wurde neben der generell in Ruhe und nach 5 Minuten Badedauer vorgenommenen Untersuchung, eine weitere Untersuchung nach 15 Minuten Badedauer im gleichen Untersuchungsgang angeschlossen. Die dabei gewonnenen Ergebnisse sind aus den Tab. 2 (64 Vpnn) und 3 (8 Vpnn), die entsprechenden graphischen Darstellungen aus den Diagrammen 4–9 und 10–15 zu ersehen.

Das Herzminutenvolumen

(Tab. 2 und 3, Diagramme 4 und 10) zeigte nach 5 Minuten Badedauer im Mittel eine Zunahme von 15% gegenüber dem Ruhewert. (Mittelwert in Ruhe 6,73 l/Minute, Mittelwert im Bade nach 5 Minuten 7,73 l/Minute.)
Wie aus dem Diagramm 4 zu ersehen ist, unterliegen die Werte in beiden Koordinatenachsen einer beträchtlichen Streuung, so daß die *relative Zunahme* in den extremen Fällen *von — 12 bis mehr als + 30 beträgt*. Die Werte, die nach 15 Minuten gewonnen wurden, ergaben gegenüber den, von den gleichen Vpnn ermittelten 5-Minuten-Werten, nochmals eine erhebliche Zunahme des Herzminutenvolumens.
Über die Veränderungen des HMV im thermodifferenten CO_2-Bad lagen bisher lediglich Untersuchungen mit gasanalytischen Bestimmungsmethoden vor (KRÖTZ und WACHTER [16], BORNSTEIN, BUDELMANN und RÖNNEL [3], LILJESTRAND und MAGNUS [17]). Dabei wurden Steigerungen zwischen + 29 und + 68% des Ausgangswertes gemessen.
Diese Ergebnisse sind aus verschiedenen Gründen mit den von uns gemessenen nicht vergleichbar, da das methodische Vorgehen jeweils verschieden war, die Badetemperaturen differierten und unseren Untersuchungen ein heterogenes Beobachtungsgut mit z. T. kranken Individuen zugrunde liegt.
Aus dem von uns gewonnenen Zahlenmaterial und im Vergleich der Diagramme 1 und 4 lassen sich zweifellos auch ohne Anwendung spezieller statistischer Methoden folgende Schlüsse ziehen:

a) *Das Herzminutenvolumen steigt im Kohlensäurethermalbad an.*
b) Der Anstieg des Herzminutenvolumens erwies sich *unabhängig von der Größe des Ausgangswertes*.
c) Die Streuung nimmt in der Ordinatenachse gegenüber dem Kontrollversuch zu. Daraus kann geschlossen werden, daß die einzelnen, die Heterogenität unseres Untersuchungsgutes bestimmenden Gruppen von Vpnn auf das Bad in *unterschiedlicher Weise reagieren*. Diese Gruppen zu identifizieren und die Ursachen ihrer verschiedenen Verhaltungsweisen zu klären, wird Aufgabe späterer Untersuchungen sein.

Um die Wirkung des Bades auf das HMV beurteilen zu können, ist es erforderlich, V_{O2} bzw. deren Steigerung im Bade zu kennen. Bei unseren Untersuchungen war V_{O2} *nach 5 Minuten Badedauer* bei *64* Untersuchten *im Mittel um 9% gesteigert* (Tab. 2).
Wie aus dem Diagramm 7 zu ersehen ist, ist V_{O2} im Bade einer erheblichen Streuung unterworfen. Daneben ist eine Neigung der Mittelwertachse gegenüber der Nullabweichung zu erkennen. Das bedeutet, daß die Steigerung der V_{O2} im Bade abhängig ist von der Größe des Ruhewertes. Je höher V_{O2} in Ruhe war, desto geringer war die durch das Bad hervorgerufene Steigerung.
Die Veränderung der V_{O2} in Süßwasserbädern verschiedener Temperatur sowie in thermoindifferenten CO_2-Bädern ist Gegenstand zahlreicher Untersuchungen gewesen. Danach ist die Steigerung der V_{O2} in erster Linie eine Funktion der Temperatur des Badegutes (THAUER) [19]. V_{O2} steigt außerhalb des Behaglich-

keitsbereiches an. Im thermoindifferenten Kohlensäurebad ist die Änderung der V_{O_2} von GOLLWITZER-MEIER [9] und KRAMER [14] eindeutig als Funktion der Körpertemperatur erkannt worden. Es kommt nach diesen Autoren zunächst zu einem initialen Anstieg, der wenige Minuten anhält, um dann abzusinken. Diese Beobachtungen stimmen, soweit sie den Initialanstieg betreffen, mit unseren Beobachtungen überein, ein Absinken im weiteren Verlauf der Untersuchung konnten wir jedoch nicht regelmäßig beobachten (Diagramm 13).

Die von uns gefundenen Änderungen von V_{O2} im Bade legen daher den Schluß nahe, daß

1. die von uns applizierten Temperaturen des Badewassers außerhalb (wahrscheinlich oberhalb) des Behaglichkeitsbereiches lagen, und daß
2. der Temperaturindifferenzbereich von der Stoffwechselgröße und damit von V_{O2} in Ruhe abhängig ist.

Die Pulsfrequenz

war bei unseren Untersuchungen nach 5 Minuten Badedauer (Tab. 2, Diagramm 5) im Mittel *von 72 auf 75*, d. h. *um 4% angestiegen*, während 8 Vpnn, die nochmals nach 15 Minuten untersucht wurden (Tab. 3, Diagramm 11), eine Abnahme von 74 auf 72, d. h. um 3% aufwiesen.

Nach Diagramm 5 unterliegt auch die F_P-Änderung einer nicht ganz unerheblichen Streuung. Daneben zeigt sich eine Abweichung der Mittelwertachse von der 0-Abweichung in dem Sinne, daß *bei niederen Ruhewerten stärkere Zunahmen* der F_P im Bade beobachtet wurden als bei höheren Ruhewerten.

Das zentrale oder intrathorakale Blutvolumen

zeigte nach 5 Minuten Badedauer bei 64 Vpnn im Mittel eine *Zunahme von 28% des Ruhewertes* (Tab. 2, Diagramm 6), bei 8 Vpnn nach 15 Minuten Badedauer (Tab. 3, Diagramm 12) einen Anstieg auf 131% des Ruhe-ZBV. Hinsichtlich der absoluten Endwerte ist aber zu berücksichtigen, daß die mittleren Endwerte in beiden Tabellen (Tab. 2, Spalte 9 unten, und Tab. 3, Spalte 12 unten) in der gleichen Größenordnung liegen. Darüber hinaus zeigt sich auch bei dieser Größe eine Differenz der Mittelwertachse zur Nullabweichung in dem Sinne, daß *bei hohen Ruhewerten eine größere prozentuale Zunahme* verzeichnet wurde als bei niederen Ruhewerten.

Da unseres Wissens Untersuchungen über die Änderung des ZBV im Bade noch nicht veröffentlicht wurden, ist hinsichtlich der Interpretation der hier erstmals vorgelegten Zahlen zweifelsohne Zurückhaltung geboten.

Vergleicht man die prozentuale Zunahme des ZBV im Bade mit den Ergebnissen der Kontrollserie (Tab. 1), so verbleiben selbst nach Abzug jener 5,4%, um die die Doppelbestimmungen differierten, noch immer 22% Anstieg des ZBV im Bade unter unseren Bedingungen.

Diese Zunahme des ZBV im Bade ist zweifellos der Ausdruck der von GAUER [5] postulierten Verschiebung des Blutes im Niederdrucksystem des Kreislaufs infolge des hydrostatischen Drucks des Badewassers. Über die Ursachen des verschiedenen Verhaltens bei verschiedenem Ruhewert, das in der Neigung der Mittelwertachse zur Nullabweichung seinen Ausdruck findet, haben wir zum gegenwärtigen Zeitpunkt noch keine diskussionsreifen Vorstellungen.

Der systolische Blutdruck

war bei unseren Untersuchungen sowohl nach 5 Minuten (64 Vpnn) (Tab. 2, Diagramm 8) als auch nach 15 Minuten (8 Vpnn) Badedauer (Tab. 3, Diagramm 14) *um 1% des Ausgangswertes angestiegen.*

Betrachtet man das Diagramm 8, so zeigt sich zwar keine wesentliche Streuung als Ausdruck stark unterschiedlichen Verhaltens der einzelnen Vpnn, aber eine leichte Neigung der Mittelwertachse gegenüber der Nullabweichung. Das bedeutet, daß *bei niederem Ruheblutdruck eine Tendenz zur Steigerung im Bade, bei höherem Ruheblutdruck eine Tendenz zur Senkung* im Bade besteht.

Die in der älteren Literatur voneinander abweichenden Angaben über das Verhalten des systolischen Blutdruckes sollen davon abhängen, ob während des Bades CO_2 inhaliert wird oder nicht. Im ersten Falle steige der Blutdruck an, im letzteren Falle falle er ab.

Da bei unseren Untersuchungen wegen der Atmung aus dem geschlossenen System die CO_2-Inhalation auszuschließen war, müssen bei den von uns beobachteten Veränderungen andere Ursachen zugrunde liegen, deren Natur im Rahmen späterer Untersuchungen zu klären sein wird.

Der diastolische Blutdruck

wurde bei unseren Untersuchungen nach 5 Minuten Badedauer im Mittel um *4% gegenüber dem Ruhewert* erhöht gefunden (Tab. 2, Diagramm 9). Bei acht Untersuchungen nach 15 Minuten war er um 6% angestiegen (Tab. 3, Diagramm 15).

Das Diagramm 9 läßt ebenso wie bei dem systolischen Blutdruck eine wesentliche Streuung vermissen, doch zeigt sich auch hier eine leichte Neigung der Mittelwertachse gegenüber der Nullabweichung als Ausdruck einer Abhängigkeit der Größe der Veränderung im Bade von der Größe des Ruhewertes in dem Sinne, daß bei größeren Ruhewerten eine geringere Tendenz zur Steigerung in Erscheinung tritt als bei niederen Ruhewerten.

Wir sehen in diesem Verhalten, ähnlich wie auch bei dem systolischen Blutdruck und der Pulsfrequenz, die Wirkung einer hämodynamischen Umstellung im Bade, die die verschiedenen, unser Untersuchungsgut zusammensetzenden hämodynamischen Gruppen in unterschiedlichem Grade betrifft.

Das Schlagvolumen

war bei unseren Untersuchungen nach 5 Minuten Badedauer *im Mittel von 93 ccm auf 103 ccm angestiegen* (Tab. 2). Das entspricht einer Steigerung von 11% gegenüber von 22% nach 15 Minuten Badedauer (Tab. 3).

Nach dem Verhalten des Herzminutenvolumens und dem der Pulsfrequenz ist damit zu rechnen, daß die Zunahme des Schlagvolumens in erster Linie bei denjenigen Vpnn in Erscheinung tritt, die in Ruhe ein niederes Schlagvolumen aufweisen.

Auch dieser Befund läßt darauf schließen, daß im Bade eine Umstellung der Hämodynamik stattfindet, die sich je nach der hämodynamischen Situation in Ruhe verschieden stark auswirkt.

Die Auffassung früherer Autoren, daß die Schlagvolumenänderung die Änderung des Herzminutenvolumens relativ übertreffe, vermögen wir allerdings nicht generell zu bestätigen.

Die Blutdruckdifferenz

war unter unseren Untersuchungsbedingungen nach 5 Minuten Badedauer im Mittel von 64 Untersuchungen um 1 mm Hg, entsprechend *2% des Ruhewertes abgesunken* (Tab. 2).

Da gleichzeitig das Schlagvolumen angestiegen ist, bedeutet das, daß sich die hämodynamischen Bedingungen des arteriellen Windkessels erheblich geändert haben müssen. Wegen der prinzipiellen Bedeutung dieser Zusammenhänge für das Verständnis der Wirkung des Bades auf den Kreislauf soll darauf jedoch erst in Zusammenhang mit der Änderung von E' näher eingegangen werden.

Dieses gilt auch für den

arteriellen Mitteldruck,

der im Mittel unserer 64 Untersuchungen nach 5 Minuten Badedauer um *2% von 117 auf 119 mm Hg angestiegen* war (Tab. 2). Da die Änderung des arteriellen Mitteldruckes nur im Zusammenhang mit der Änderung des Herzminutenvolumens praktische Bedeutung erlangt, soll darauf erst im Zusammenhang mit der Besprechung des peripheren Widerstandes näher eingegangen werden.

Der Volumenelastizitätskoeffizient

des arteriellen Windkessels wurde bei unseren Untersuchungen im Mittel von 64 Vpnn nach 5 Minuten Badedauer *um 11%*, bei 8 Vpnn nach 15 Minuten um 22% *vermindert* gefunden. Außerordentlich aufschlußreich ist dabei die im Diagramm 16 dargestellte Streuungsverteilung. Es ist zu erkennen, daß

1. die Streuung der Werte eine *Abhängigkeit von der Größe des Ausgangswertes* zeigt; die Streuung nimmt offensichtlich in Richtung auf höhere Ausgangswerte ab;

2. die Mittelwertachse keinen linearen Verlauf hat, sondern eine Kurve zu beschreiben scheint. Das bedeutet, daß die Größe der Änderung des Volumenelastizitätskoeffizienten im Bade von der Größe des Ruhewertes abhängt. *Die Tendenz zur Verminderung von E'* ist offensichtlich in einem Bereich von 2300 dyn cm^{-5} am geringsten und nimmt in Richtung sowohl auf niedere als auf höhere Ausgangswerte erheblich zu.

Diese Feststellung steht im Widerspruch zu den Ergebnissen der Untersuchungen
HERKELS [11], nach denen E' im Bade um so stärker absinkt, je höher der Ausgangswert liegt. Dies trifft, wie gesagt, nur für einen Bereich zu, der oberhalb
von etwa 2300 dyn cm^{-5} liegt. Auch konnten wir die Größenordnung der von
HERKEL [11] angegebenen Veränderungen nicht bestätigen. Das hat seinen Grund
wahrscheinlich darin, daß wir E' nicht mit der physikalischen Methode bestimmt
haben, sondern gewissermaßen den umgekehrten Weg gegangen sind. Wir haben
das Herzminutenvolumen direkt bestimmt und dadurch verschiedene Fehlermöglichkeiten ausgeschaltet.

Während nämlich bei der physikalischen Bestimmungsmethode die Kenntnis
von E' Voraussetzung zur Bestimmung von V_S ist und die Kenntnis der Windkesselgröße bedingt, errechnen wir E' aus den uns direkt zugänglichen Größen
ΔP und V_S. Das bedeutet, daß wir damit die kritische und hinsichtlich ihrer
Definition nicht unumstrittene Windkesselgröße nicht zu berücksichtigen haben,
was der Genauigkeit zugute kommt.

Dieses Verhalten des Volumenelastizitätskoeffizienten ist aus zweierlei Gründen
von Interesse.

Einmal offenbart sich hier die bereits auf Grund unserer Untersuchungen über
das Verhalten der Pulsfrequenz und des Blutdruckes geäußerte Vermutung über
eine Umstellung der Hämodynamik. Es wird nämlich dadurch verständlich,
daß das Schlagvolumen anzusteigen vermag, ohne daß es zu einer Vergrößerung der Blutdruckamplitude kommt. Es ist dies für die Kreislaufökonomie und die Herzenergetik
im Bade von nicht zu unterschätzender Bedeutung. Bedeutet es doch, daß die
Förderleistung des Herzens ohne entsprechende Zunahme des Arbeitsaufwandes
vergrößert wird.

Der Verlauf der Mittelwertachse in unserem Diagramm 16 erlaubt aber darüber
hinaus noch einen weiteren Schluß. Er zeigt nämlich, daß bestimmte Formen der
Hypertonie besonders günstig auf das Bad reagieren. Dies ergibt sich aus der
Höhe der E'-Ruhewerte oberhalb des Wendepunktes unserer Mittelwertachse,
da derart hohe Werte auch bei großem Schlagvolumen immer eine hohe Blutdruckdifferenz erfordern, wie sich leicht errechnen läßt. Als Ursache der Veränderung von E' im Bade wurde von HERKEL [11] die Zunahme der Dehnbarkeit
der Aorta angenommen. Wir halten diese Erklärung für höchst unwahrscheinlich,
da physikalisch nicht einzusehen ist, wie Dehnbarkeitsänderungen der Aortenwand kurzfristig ohne Druckänderung zustande kommen sollten. Darüber hinaus
ist eine Änderung bzw. eine Abnahme von E' nicht unbedingt gleichbedeutend
mit einer Dehnbarkeitsänderung der Windkesselwand. Dies geht schon aus der
Definitionsgleichung von E'

$$E' = \frac{K}{V} = \frac{\text{Volumenelastizitätsmodul}}{\text{Windkesselvolumen}}$$

hervor, aus der zu entnehmen ist, daß an E' das Windkesselvolumen und die
Elastizität der Windkesselwand linear beteiligt sind. Es erscheint uns danach sehr
viel wahrscheinlicher, daß kurzfristige Änderung von E' einer Änderung des
Windkesselvolumens zugeschrieben werden müßte. Hierauf im Rahmen der vor-

liegenden Untersuchungen näher einzugehen, ist nicht möglich, weil es sich hier um prinzipielle Fragen der Hämodynamik handelt, deren Behandlung den Rahmen der vorliegenden Arbeit sprengen würde.
Davon unberührt bleibt aber die wichtige Feststellung, daß die Hämodynamik im Bade eine Veränderung erfährt, die sich insbesondere auf bestimmte Formen primärer Störungen der Hämodynamik günstig auswirken muß. Es wird Gegenstand späterer Untersuchungen sein, diese Gruppen zu identifizieren.

Der periphere Gesamtwiderstand

neigt im Bade ebenfalls zum Abfall.
Im Mittel von 64 Untersuchungen, ergab sich nach 5 Minuten Badedauer eine *Senkung um 12% des Ausgangswertes* (Tab. 2), nach 15 Minuten wurden — 14% bestimmt (Tab. 3).
Betrachtet man das Diagramm 17, so ist neben einer Streuungszunahme in Richtung niederer Ausgangswerte festzustellen, daß die Mittelwertachse in Form einer zweigipfeligen Kurve verläuft. Nach einer Zone stärkerer Verminderung der Werte (1. Minimum) im Bereich niederer Ausgangsgrößen liegen die Werte im Bade bei denjenigen Vpnn, deren Ausgangswerte zwischen 1200 und 1600 $dyn\ sec \cdot cm^{-5}$ gemessen wurden, etwa gleichmäßig um die 0-Abweichung herum verstreut (1. Maximum).
Das 2. Minimum liegt bei Ausgangswerten um 2000 Einheiten (mittlere Widerstandserhöhungen), um dann einem 2. Maximum bei Ausgangswerten von 2500 Einheiten und darüber zuzustreben.
Über das Zustandekommen dieses merkwürdigen Verhaltens des peripheren Widerstandes im Kohlensäurethermalbad haben wir zum gegenwärtigen Zeitpunkt noch keine sichere Erklärung. Es ist aber offensichtlich, daß ähnlich wie bei der Änderung des Volumenelastizitätskoeffizienten bestimmte Gruppen primärer Widerstandserhöhungen besonders günstig durch das Bad beeinflußt werden können.
Auch hier wird es Gegenstand späterer Untersuchungen sein, diese Gruppen zu identifizieren.
Es ist jedoch erforderlich, zuvor die einzelnen Störungen der Hämodynamik zu charakterisieren und sie somit einer funktionsanalytischen Diagnostik überhaupt erst zugänglich zu machen.
Weiter wird die für die praktische Balneologie so wichtige Frage zu klären sein, ob die Reaktion des peripheren Gesamtwiderstandes auf das Bad bei sehr hohen Ruhewerten lediglich zeitlich verzögert ist oder überhaupt nicht auftritt.

III. Das Verhalten der Lungenfunktionsgrößen im Bade

Wir haben uns im Rahmen der vorliegenden Arbeit darauf beschränkt, lediglich diejenigen Größen zu berücksichtigen, die als »Effektivgrößen« (arterieller Sauerstoffdruck, arterieller Kohlendioyddruck und Wasserstoffionenkonzentration des arteriellen Blutes) den Funktionszustand der Lunge am sichersten widerspiegeln.

Ohne Rücksicht auf die den gemessenen Größen zugrunde liegenden Krankheitsbilder sollte lediglich untersucht werden, wie sich die erwähnten Größen im Bade in Abhängigkeit vom Ruhewert verhalten.

Der arterielle Sauerstoffdruck

wurde im Rahmen der vorliegenden Untersuchungsreihe von insgesamt 35 Vpnn in 20 Fällen in Ruhe und im Bade nach 5 Minuten, 19mal im Bade nach 5 und 10 Minuten und 18mal im Bade nach 5 und 10 Minuten sowie nach 15 Minuten untersucht. Die gefundenen Werte sind in Tab. 4 und im Diagramm 18 A niedergelegt.

Der Mittelwert aller Ruheuntersuchungen lag bei 78 mm Hg und *stieg im Bade um 1* auf 79 mm Hg an.

Das Diagramm 18 A läßt erkennen, daß die Abweichungen vom Ruhewert einer deutlichen Streuung unterliegen und daß die Mittelwertachse zur Nullabweichung geneigt verläuft. Das bedeutet, daß die Änderung des Sauerstoffdruckes im Bade abhängig ist von der Größe des Ruhewertes.

Bei niederen Ruhewerten (um 70 mm Hg) steigt der arterielle Sauerstoffdruck im Bade deutlich an, während bei Ruhewerten um 85 mm Hg keine sichere Veränderung mehr zur Beobachtung kommt. Das heißt aber nichts anderes, als daß *bei primär gestörter Lungenfunktion mit Erniedrigung der arteriellen Sauerstoffspannung im Bade* mit einer *Steigerung der Sauerstoffspannung* im arteriellen Blut gerechnet werden kann.

Untersuchungen anderer Autoren über das Verhalten der Sauerstoffspannung des arteriellen Blutes im Bade sind uns bisher nicht bekannt geworden. Über die Ursache dieses Verhaltens können wir zum gegenwärtigen Zeitpunkt noch nichts aussagen. Wir halten es aber für erforderlich, die Zusammenhänge zwischen dem Verhalten des Sauerstoffdruckes und dem des zentralen Blutvolumens im Bade zu untersuchen.

Darüber hinaus müßte die Frage geklärt werden, ob der Anstieg des Sauerstoffdruckes im Bade lediglich bei der alveolären Mischungsstörung oder bei alveolärarteriellen Diffusionsstörungen oder sogar bei beiden Gruppen zur Beobachtung kommt.

Zumindest die Untersuchung der ersten Frage setzt allerdings eine Technik voraus, die es erlaubt, die Funktionsgrößen der Atmung und des Kreislaufs simultan zu untersuchen, was mit den z. Z. gebräuchlichen Einrichtungen noch nicht in befriedigendem Ausmaße möglich ist.

Der arterielle Kohlensäuredruck

Wir untersuchten diese Größe bei 32 Vpnn in Ruhe und im Bade nach 5 Minuten und bei 15 Vpnn in Ruhe und im Bade nach 5, 10 und 15 Minuten Badedauer.

Wie aus der Tab. 4 und dem Diagramm 18 B zu ersehen ist, streuen die gefundenen Werte nur wenig. Man erkennt weiter sowohl eine geringfügige Verschiebung nach höheren Werten als auch eine geringe Neigung der Mittelwertachse zur Nullabweichung.

Diese Neigung der Mittelwertachse zeigt aber gegenüber dem Verlauf der Mittelwertachse beim arteriellen Sauerstoffdruck eine wesentlich geringere Neigung und ein umgekehrtes Vorzeichen. Das bedeutet, daß *der arterielle Kohlendioxyddruck im Bade eine Tendenz zum Anstieg* erkennen läßt, die um so größer ist, *je höher die Ruhewerte* liegen.

Vergleichbare ältere Untersuchungen über das Verhalten des arteriellen Kohlendioxyddrucks sind uns nicht bekannt. Von KRAMER und SARRE [15] sind zwar 1936 Untersuchungen über das Verhalten der alveolären Kohlendioxydspannung mit der Alveolarluftmethode angestellt worden, bei denen im Bade P_{CO_2}-Steigerungen im Mittel von 4 mm Hg gefunden wurden. Doch betreffen diese Untersuchungen Messungen im Vollbad.

Wir können zunächst nur diesen auffälligen Befund feststellen. Er war nach unseren bisherigen Vorstellungen nicht zu erwarten. Dies besagt aber, daß an der Änderung der arteriellen Gasspannungen während des Bades Ventilationsänderungen ursächlich kaum in Betracht zu ziehen sein werden. Es muß vielmehr angenommen werden, daß die Ursachen dieses Verhaltens in der Lungenperfusion bzw. in der Blutverteilung innerhalb der Lungen zu suchen sind. Auch zur Klärung dieser Frage wird es erforderlich sein, die methodischen Voraussetzungen zur Simultanuntersuchung der Funktionsgrößen des kardio-pulmonalen Systems energisch voranzutreiben.

Die Wasserstoffionenkonzentration

des arteriellen Blutes wurde von uns bei 32 Vpnn nach 5 Minuten Badedauer und bei 19 dieser Vpnn nochmals nach 10 und 15 Minuten Badedauer untersucht. Die dabei gewonnenen Ergebnisse sind ebenfalls in Tab. 4 niedergelegt. Es zeigte sich dabei entsprechend dem Verhalten der Kohlendioxydspannung im Mittel *eine leichte Verschiebung zur sauren Seite*.

Im übrigen überschreiten diese Schwankungen nicht den Wert eines Hundertstel pH und können daher bei der Größe unseres Untersuchungsgutes noch mit methodischen Unsicherheiten erklärt werden.

Ältere Untersuchungen über das Verhalten der Wasserstoffionenkonzentration im arteriellen Blut während des Bades sind uns nicht bekannt.

Zusammenfassende Besprechung der Ergebnisse

Überblickt man die Ergebnisse in ihrer Gesamtheit hinsichtlich des Verhaltens der Funktionsgrößen des kardiopulmonalen Systems nach 5 Minuten Badedauer und sieht man zunächst einmal von der Quantität der Veränderung ab, so läßt sich folgendes feststellen:
Wir registrierten für die Sauerstoffaufnahme, das Herzminutenvolumen, die Pulsfrequenz, das zentrale Blutvolumen und den Blutdruck einen Anstieg der Werte gegenüber der Ruheuntersuchung, *ein Verhalten, das dem bei körperlicher Belastung entspricht.*
In gleicher Weise verhält sich auch die Lungenfunktion: Die mittleren Ruhewerte charakterisieren den Zustand einer leichten alveolären Mischungsstörung. Nach 5 Minuten Badedauer zeigt sich eine Tendenz zur Normalisierung der arteriellen Sauerstoffspannung in gleicher Weise, wie man es bei diesen Kranken unter leichter körperlicher Belastung sehr häufig findet.
Das CO_2-Thermalbad beeinflußte in unseren Untersuchungen die Funktionsgrößen des kardio-pulmonalen Systems *qualitativ* also gleichartig *wie eine körperliche Belastung.* Die Richtung dieser Veränderungen wird auch, wie sich aus den Tabellen und Diagrammen ergibt, in Abhängigkeit von der Badedauer beibehalten.
Untersucht man die Änderungen der Funktionsgrößen im Bade *quantitativ,* so ergeben sich aber für die einzelnen Funktionsgrößen *charakteristische Unterschiede.* Während die *Sauerstoffmehraufnahme* im Bade von 20 ccm, entsprechend 9% (Tab. 2) gegenüber dem Ruhewert, einer *körperlichen Minimalbelastung entspricht,* geht die Steigerung des *Herzminutenvolumens,* des *Schlagvolumens* und des *zentralen Blutvolumens* weit *über die Größenordnung* der Veränderungen *hinaus,* die bei einer Stoffwechselsteigerung von 9% zu erwarten wäre.
Besonders auffällig ist aber das Verhalten der Hämodynamik. Während im allgemeinen unter körperlicher Belastung ein leichter Anstieg des Volumenelastizitätskoeffizienten und ein Absinken des peripheren Widerstandes zur Beobachtung kommt, zeigen sich im Bade sowohl der *Volumenelastizitätskoeffizient* als auch der *periphere Widerstand deutlich vermindert.* Diese Verminderung betrifft aber, wie aus den Diagrammen 16 und 17 zu ersehen ist, nicht alle Vpnn in gleichem Maße, sondern bevorzugt bestimmte Gruppen von Patienten, die in Ruhe eine Störung der Hämodynamik aufweisen.
Die Verminderung des peripheren Strömungswiderstandes ist aus dem Verhalten des Blutdruckes und dem des HMV bereits in der älteren Literatur gefolgert worden. Quantitative Angaben wurden aber bisher noch nie vorgelegt. Die von uns erarbeiteten Ergebnisse sind deshalb von besonderer Bedeutung, weil aus ihnen hervorgeht, daß die Verminderung des peripheren Widerstandes nicht

grundsätzlich zu erwarten ist und zumindest bei kurzer Badedauer in sehr unterschiedlichem Ausmaß auftritt.

Die bereits von GAUER [5] postulierte *Blutverschiebung* im Niederdrucksystem *in die kardialen und praekardialen Blutspeicher* während des Bades konnte von uns *erstmals* experimentell am Menschen *bewiesen* werden durch die Bestimmung des zentralen Blutvolumens.

Es läßt sich aber aus den Ergebnissen unserer Untersuchungen des ZBV im Bade darüber hinaus folgern, daß die Zunahme des ZBV im Bade nicht ausschließlich eine Folge des hydrostatischen Druckes ist.

Es wäre nämlich in diesem Falle eine parallele Beziehung zwischen den Geraden a und b unseres Diagrammes zu erwarten.

Ebensowenig lassen sich aber Zusammenhänge erkennen zwischen dem Verhalten des ZBV und des HMV (Diagramm 4) oder dem des V_S, so daß zunächst offenbleiben muß, welche Faktoren das Ausmaß der Veränderung des ZBV im Bade bestimmen.

Die *Pulsfrequenz* und der *arterielle Blutdruck* verhalten sich bei der Stoffwechselsteigerung im Bade *wie bei jeder anderen Stoffwechselsteigerung*. Das Bad hat hier also keine spezifische Wirkung. Ebenso verhalten sich die Lungenfunktionsgrößen.

Die spezifische Wirkung des CO_2-Thermalbades betrifft also in erster Linie bestimmte Kreislauffunktionsgrößen. Es kommt zu einer *Aktivierung des Kreislaufes im Bade*. Diese Aktivierung geht aber *unter verbesserten hämodynamischen Bedingungen* vor sich.

Diese verbesserten hämodynamischen Bedingungen lassen sich etwa folgendermaßen charakterisieren:

Die *periphere Widerstandssenkung*, die Ausdruck einer Erweiterung der terminalen Strombahn ist, bewirkt eine *Verschiebung des Blutes auf der Hochdruckseite* des Kreislaufs *in die Peripherie*, während es *auf der Niederdruckseite* zu einer *Verschiebung der Blutmassen nach zentralwärts* kommt. Daneben kommt es zu einer erheblichen *Verbesserung der arteriellen Windkesselfunktion* infolge einer Erniedrigung des Volumenelastizitätskoeffizienten, so daß sich die Kombination dieser Veränderungen besonders günstig im Sinne eines zirkulatorischen Hilfsmechanismus auswirkt.

Wie aus der Tab. 2 ersichtlich ist, wird das durch die Kreislaufaktivierung erforderliche höhere Herzminutenvolumen in erster Linie durch eine *Erhöhung des Schlagvolumens* aufgebracht.

Es ist in der älteren Literatur immer wieder die Frage aufgeworfen worden, ob das Bad für den Kreislauf eine Übungsbehandlung oder eine Entlastung darstellt. Die zuletzt von GOLLWITZER-MEIER [9] vertretene Auffassung, daß weder das eine noch das andere der Fall sei, sondern lediglich eine Umstellung der Herzarbeit auf ökonomischere Verhältnisse vorliege, kann nicht unwidersprochen bleiben.

Die Ergebnisse unserer Untersuchung zeigen nämlich eindeutig, daß sich im Bade Kreislaufveränderungen nachweisen lassen, wie sie ganz allgemein im Zustand eines erhöhten Trainingsniveaus gefunden werden:

Verbesserung der Windkesselfunktion, Verringerung des peripheren Widerstandes, Bewältigung eines höheren Zirkulationsvolumens vorwiegend über die Schlagvolumenvergrößerung. Daß es gleichzeitig zu einer Zunahme der Pulsfrequenz und einer leichten Erhöhung des O_2-Verbrauches kommt, besagt nach unserer Ansicht nur, daß das Bad eine echte, wenn auch bescheidene Belastung für den Organismus darstellt.

Das unter unseren Bedingungen durchgeführte *Kohlensäurethermalbad* muß daher für das Kreislaufsystem als eine *Übungsbehandlung unter erleichterten Bedingungen* angesehen werden.

Wie bereits wiederholt ausgeführt, treffen diese Feststellungen insbesondere auf *bestimmte Formen der Hypertonie* zu. Welche Formen hypertoner Kreislaufregulationsstörungen dies sind, muß in späteren Untersuchungen erarbeitet werden.

Inwieweit durch Variation der Dauer des Bades der angestrebte hämodynamische Effekt zu steuern ist, läßt sich aus den vorliegenden Untersuchungen noch nicht sagen. Es ist bisher lediglich zu erkennen, daß die Größe der Veränderungen u. a. auch eine Funktion der Expositionszeit zu sein scheint.

Weitere Untersuchungen an einer größeren Anzahl von Vpnn sind zur Abklärung dieser Frage erforderlich.

Ganz ähnlich liegen die Verhältnisse für die Lungenfunktionsgrößen.

Es sollte bei unseren Untersuchungen in erster Linie geprüft werden, ob die durch den hydrostatischen Druck bedingte Ventilationsbehinderung die Lungenfunktion insbesondere derjenigen Vpnn ungünstig beeinflußt, die bereits in Ruhe eine Störung der Lungenfunktion haben. Dies ist offensichtlich nicht der Fall.

Im Kohlensäurethermalbad wird ein *Anstieg des arteriellen Sauerstoffdruckes* beobachtet, der insbesondere dort auftritt, wo in Ruhe eine Lungenfunktionsstörung vorhanden ist, die zu einer Erniedrigung des arteriellen Sauerstoffdrucks geführt hat. Es ist aus den vorliegenden Untersuchungen nicht mit Sicherheit zu entnehmen, ob dieser Effekt bei allen Lungenfunktionsstörungen auftritt, die eine Verminderung des arteriellen Sauerstoffdruckes zur Folge haben. Spätere Untersuchungen werden zeigen müssen, ob und inwieweit sich alveoläre Mischungsstörungen und Störungen der Diffusion verschieden verhalten. Die Ursache dieses Verhaltens ist wahrscheinlich in einer Änderung der Lungenperfusion bzw. der Blutverteilung in der Lunge zu suchen.

Zweck der vorliegenden Untersuchungen war es, mit Hilfe neuerer Untersuchungsmethoden, die z. T. eigens im Zusammenhang mit dieser Untersuchung entwickelt wurden, die physiologischen Wirkungen eines Kohlensäurethermalbades unter konstanten Temperaturbedingungen, konstanter Badedauer und konstanter Wasserhöhe auf die Funktionsgrößen des kardio-pulmonalen Systems zu untersuchen.

Das war deswegen erforderlich, weil die bisher vorliegenden älteren Untersuchungen hinsichtlich der verwandten Methoden zum großen Teil unzuverlässig erschienen und darüber hinaus sehr häufig an einer zu geringen Anzahl von Vpnn durchgeführt waren.

Dieses Ziel wurde erreicht.

Es zeigte sich dabei, daß die bisher gültigen Vorstellungen über die Größenordnung der durch ein indifferentes Bad hervorgerufenen Änderungen der wichtigsten Funktionsgrößen des Kreislaufes der Revision bedürfen.

Daneben wurde die Änderung des zentralen Blutvolumens von uns erstmals am

Menschen im Bade bestimmt und damit die theoretisch bereits postulierte Verschiebung des Blutes im Niederdrucksystem des Kreislaufes experimentell bewiesen. Ebenso wurde von uns die Änderung wichtiger Lungenfunktionsgrößen im Bade (arterieller Sauerstoffdruck und arterieller Kohlensäuredruck sowie die Wasserstoffionenkonzentration des arteriellen Blutes) erstmals untersucht.
Dabei ergab sich eine Reihe z. T. prinzipiell bedeutsamer Erkenntnisse.
Die darüber hinaus aufgeworfenen Fragen zu klären, wird das Ziel weiterer Untersuchungen sein.

Zusammenfassung

An 99 Vpnn im Alter von 20 bis 63 Jahren wurde die Wirkung eines ¾-Bades einer Kohlensäuresoltherme bei 35°C auf die Funktionsgrößen des kardio-pulmonalen Systems untersucht.

Für diese Untersuchung mußte eine neuartige Methode zur Bestimmung des Herzminutenvolumens und des zentralen Blutvolumens entwickelt werden. Diese Methode wurde an weiteren 73 Vpnn hinsichtlich ihrer Zuverlässigkeit in Doppelbestimmungen geprüft. Bei den Untersuchungen im Bade sollte festgestellt werden, wie sich die Funktionsgrößen des kardio-pulmonalen Systems in Abhängigkeit von der Größe des Ruhewertes verhalten.

Dabei zeigte sich, daß das Bad die Kreislaufgrößen im Sinne einer Aktivierung unter verbesserten hämodynamischen Bedingungen beeinflußt,

daß dieser günstige Einfluß, insbesondere bei bestimmten Formen primärer Störungen der Hämodynamik, zu beobachten ist, und

daß bei bestimmten Lungenfunktionsstörungen, die mit einer Erniedrigung des arteriellen Sauerstoffdrucks einhergehen, der Sauerstoffdruck des arteriellen Blutes günstig beeinflußt wird.

Prof. Dr. med. Bernhard Lüderitz
Dr. med. Walter Noder

Literaturvereichnis

[1] ASTRUP, P., und S. SCHRÖDER, Apparatus for anaerobic determination of the pH of blood at 38 degrees centigrade. Scand. J. Clin. Laborat. Invest. 8: 30 (1956).

[2] BARTELS, H., E. BÜCHERL, C. W. HERTZ, G. RODEWALD und M. SCHWAB, Lungenfunktionsprüfungen. Berlin–Göttingen–Heidelberg (1959).

[3] BORNSTEIN, A., G. BUDELMANN und S. RÖNNEL, Minutenvolumen des Herzens in Kohlensäurebädern. Zschr. Klin. Med. 118: 596 (1931).

[4] BRECHT, K., Über neue Kreislaufkontrollgeräte. Ber.-Med. Ges. Würzburg NF 67: 52–63 (1954/55).

[5] GAUER, O. H., Die hydrostatische Wirkung von Bädern auf den Kreislauf. Dtsch. med. J.: 462 (1955).

[6] GLEICHMANN, U., und D. W. LÜBBERS, Die Messung des Sauerstoffdruckes in Gasen und Flüssigkeiten mit der Pt.-Elektrode unter besonderer Berücksichtigung der Messung im Blut. Pflügers Arch. Physiol. 271: 431 (1960).

[7] GLEICHMANN, U., und D. W. LÜBBERS, Die Messung des Kohlendioxyddruckes in Gasen und Flüssigkeiten mit der Ganzglas-Elektrode unter besonderer Berücksichtigung der Messung im Blut. Pflügers Arch. Physiol. 271: 431 (1960).

[8] GOLLWITZER-MEIER, KL., Über die Beziehung zwischen Gaswechsel und Herzminutenvolumen in Bädern verschiedenen Wärmegrades. Balneologe, Berlin 4: 58–63 (1937).

[9] GOLLWITZER-MEIER, KL., Zur Frage der Wirkung des Kohlensäurebades auf die Herzenergetik. Balneologe, Berlin 5: 434–437 (1938).

[10] HAMILTON, W. F., J. W. MOORE, J. M. KINSMAN and R. G. SPURLING, Further analysis of the injection method, and of changes in hemodynamics under physiological conditions. Amer. Physiol. 99: 534–551 (1931).

[11] HERKEL, W., Untersuchungen der Dynamik des Kreislaufs unter der Einwirkung verschiedener Bäderformen. Arch. Kreislaufforsch. 4: 313 (1939).

[12] KAUFMANN, G., und R. HEGGLIN, Verwendung des Ohr-Oxymeters zur Bestimmung des Herzminutenvolumens. Cardiologia 28: 207–228 (1956).

[13] KAUFMANN, G., W. RUTISHAUSER, E. LÜTHY, M. HEGGLIN und R. HEGGLIN, Über die diagnostische Bedeutung von Farbstoffkurven. 2. Freiburger Kolloquium für Kreislaufmessungen, 230 (1959).

[14] KRAMER, K., Neue Untersuchungen über den Gaswechsel im Bad. Klin. Wschr. 15: 41–45 (1936).

[15] KRAMER, K., und H. SARRE, Die Veränderung der respiratorischen Mittellage im Bad und ihre Folgen für die Atmung und den Kreislauf. Klin. Wschr. 15: 473 (1936).

[16] KROETZ, CHR., und R. WACHTER, Über das Minutenvolumen des Herzens in verschiedenen Bäderarten. Klin. Wschr. 2: 1517 (1933).

[17] LILJESTRAND, G., und R. MAGNUS, Die Wirkung des Kohlensäurebades beim Gesunden nebst Bemerkungen über den Einfluß des Hochgebirges. Pflügers Arch. 193: 327 (1922).

[18] NODER, W., und D. THÜRMANN, Die direkte unblutige Eichung der Indikatorverdünnungskurve zur Bestimmung des Herzminutenvolumens bei Verwendung des Ohroxymeters. Zschr. Kreisl. Forsch. 51: 94–104 (1962).

[19] THAUER, R., Die Belastung des menschlichen Organismus mit passiver Hyperthermie. Zbl. Inn. Med. 64: 43 (1943).

Tab. 1 Doppelbestimmungen des Herzminutenvolumens (HMV), des Schlagvolumens (VS) und des zentralen Blutvolumens (ZBV) bei 73 Vpnn nach der Methode NODER *und* THÜRMANN

Lfd. Nr.	Prot.-Nr.	Alter	HMV_1	HMV_2	VS_1	VS_2	ZBV_1	ZBV_2
1	20	59	6,80	6,68	90	93		
2	22	29	8,72	9,52	124	142		
3	23	56	7,55	7,64	102	108		
4	25	56	5,90	5,93	86	86		
5	27	42	10,00	10,40	122	120		
6	28	63	5,11	5,14	75	74		
7	32	58	5,75	5,56	91	81		
8	35	32	8,47	8,80	107	116		
9	37	39	9,48	9,08	126	119		
10	38	24	9,13	8,69	118	113		
11	39	54	5,41	5,38	95	94		
12	41	26	7,60	6,71	122	118		
13	42	44	5,00	5,75	72	76		
14	43	51	4,17	4,30	82	90		
15	44	33	10,30	8,70	100	98		
16	45	42	5,51	6,02	100	108		
17	46	49	6,95	6,71	110	107		
18	47	31	8,78	8,48	137	134		
19	48	42	6,67	6,60	111	114		
20	53	54	8,37	7,46	97	94	1845	2000
21	54	35	6,21	6,70	87	86	2300	2360
22	55	27	12,12	11,12	173	166	4410	4410
23	56	20	9,24	8,93	104	97	2095	2270
24	57	58	8,11	8,07	110	106	3361	2983
25	58	59	4,72	4,72	66	66	1638	1602
26	59	59	3,41	3,65	50	52	1374	1504
27	60	57	6,20	6,22	89	89	1741	1763
28	61	29	6,71	6,04	97	91	1844	2181
29	62	39	5,51	6,24	90	92	1821	1970
30	63	56	7,42	8,43	90	103	2153	2880
31	64	55	7,46	8,17	104	113	2238	2694
32	65	50	7,84	8,51	135	142	4030	3922
33	66	45	5,44	5,49	87	89	2197	2598
34	67	43	6.43	6,33	85	83	2116	1817
35	68	57	8,25	8,59	125	130	3316	3508
36	69	49	4,93	5,90	73	83	1667	1592
37	70	63	7,41	7,51	90	94	2334	2886
38	71	57	3,87	4,78	87	96	1620	2001
39	72	28	8,81	9,49	130	140	3066	3655
40	73	63	5,79	5,48	105	100	2850	3125
41	74	33	13,16	12,30	149	150	3215	2942

Tab. 1 (Fortsetzung)

Lfd. Nr.	Prot.-Nr.	Alter	HMV_1	HMV_2	VS_1	VS_2	ZBV_1	ZBV_2
42	75	39	10,60	11,48	145	159	2423	2799
43	76	60	6,52	6,08	80	78	1735	2046
44	78	59	6,32	6,56	92	91	1778	2125
45	79	50	8,44	9,11	128	135	3078	3658
46	80	49	7,12	6,97	117	112	2188	2332
47	81	40	5,15	5,44	97	103	1770	1850
48	82	50	5,62	5,42	91	89	1622	1752
49	83	61	8,04	8,76	98	107	2314	2341
50	84	56	4,59	4,64	66	63	1110	1230
51	85	59	8,26	8,82	92	101	1817	1950
52	86	59	9,33	7,25	120	93	2584	1979
53	87	50	8,29	8,30	126	126	2535	2622
54	88	45	6,97	5,75	107	99	2651	2499
55	89	56	6,96	5,96	104	95	2071	2127
56	90	54	5,25	5,97	72	81	1484	1826
57	91	49	6,77	6,19	94	85	1885	1703
58	92	24	10,96	8,97	148	125	2445	2377
59	93	59	5,38	5,38	96	103	2127	2346
60	94	51	9,02	8,75	117	108	2365	2486
61	95	58	9,10	10,63	147	148	2600	3068
62	96	28	7,62	8,85	119	130	2197	2206
63	97	49	7,22	7,98	100	108	1950	2043
64	98	38	6,95	7,31	95	102	1675	1770
65	99	57	8,57	7,73	105	102	2783	2865
66	100	53	8,80	8,69	98	99	2241	2267
67	101	61	4,96	5,21	80	84	1541	1670
68	102	33	8,75	7,64	111	98	2025	1804
69	103	34	9,44	9,38	107	96	2224	2731
70	104	52	6,82	6,44	87	95	1761	1983
71	105	47	7,64	8,38	93	106	1778	1946
72	106	53	7,88	6,71	100	86	1840	1755
73	107	55	4,94	4,14	72	61	1266	1098
Mittelwerte			7,14	7,24	102	101	2,21	2,33
Δ Abweichung				+1,3%		−1,0%		+5,4%

Tab. 2 Kreislaufgrößen in Ruhe (R) und im ¾-CO_2-Thermalbad (B) nach 5' Badedauer bei 64 Vpnn

Lfd. Nr.	Prot. Nr.	Alter	HMV l/min R	HMV l/min B	Fp R	Fp B	ZBV l R	ZBV l B	V_{O_2} R	V_{O_2} B	P_s R	P_s B	P_d R	P_d B
1	1b	47	8,0	10,0	65	72	2,6	3,5	270	270	165	165	76	95
2	2b	42	7,3	7,6	69	68	2,0	2,4	280	290	124	127	65	70
3	3b	51	6,1	6,5	56	61	2,2	2,3	300	330	134	137	57	63
4	4b	54	5,5	5,4	72	78	1,7	1,7	330	350	128	133	70	76
5	5b	58	4,8	7,6	60	68	1,7	2,9	250	280	125	120	75	75
6	6b	24	8,5	11,2	69	86	2,6	3,2	410	380	117	117	65	68
7	7b	56	5,5	5,7	40	42	2,4	2,7	260	380	109	108	53	55
8	8b	28	7,1	7,4	72	86	2,4	2,2	330	360				
9	9b	48	6,6	8,6	70	70	2,2	2,8	280	300	112	114	56	52
10	10b	54	5,8	7,3	69	76	2,0	2,5	250	320	109	118	50	65
11	11b	62	6,1	7,2	84	80	1,7	2,1	250	270	129	117	70	65
12	12b	59	5,4	7,4	68	68			340	340	150	160	90	90
13	13b	59	7,1	8,1	70	70	2,5	3,5	320	380	110	110	65	70
14	14b	55	8,2	9,0	77	86	1,4	2,8	290	320	135	150	65	80
15	15b	61	8,6	10,5	84	81	2,8	2,9	260	260	135	145	80	90
16	16b	63	6,3	6,8	77	77	1,8	2,3	320	380	125	125	70	70
17	17b	27	8,7	10,8	68	74	2,3	2,9	300	340	110	115	75	70
18	18b	44	6,3	6,6	65	63	2,1	2,5	240	320	115	120	75	80
19	19b	43	7,5	8,5	64	66	2,1	2,7	290	370	110	115	55	60
20	21b	31	9,4	13,2	76	97	2,2	3,1	340	390	160	145	90	85
21	22b	55	6,7	6,2	80	84	1,7	1,6	190	200	155	160	80	90
22	23b	54	6,9	8,4	82	78	1,7	2,8	240	340	140	140	75	80
23	24b	59	7,0	7,2	52	50	2,4	3,0	340	330	165	165	90	90
24	25b	60	5,0	4,8	73	70	1,4	1,7	280	280	200	200	110	110
25	26b	52	9,0	9,0	81	87	2,1	2,5			140		85	
26	27b	57	4,5	5,7	57	61	1,8	2,3	280	280	155	150	85	80
27	28b	54	7,6	7,9	67	67	1,9	3,0	390	400	150	155	70	70
28	29b	52	6,3	9,1	66	64	1,9	2,8	310	330	145	145	95	95
29	30b	52	6,9	8,6	77	82	2,1	2,6	290	290	165	185	95	110
30	31b	53	7,3	8,8	66	76	2,6	3,4	310	320	165	150	95	90
31	32b	54	4,6	4,9	76	76	1,1	1,6	210	230	190	170	100	100
32	33b	53	6,5	7,9	58	69	2,3	3,7	270	260	125	135	80	90
33	34b	52	5,6	6,4	66	69	1,7	2,5	370	370	180	180	105	105
34	35b	61	7,4	8,6	66	68	2,2	2,9	290	350	190	195	95	100
35	36b	57	7,5	8,2	88	90	1,6	2,0	270	280	155	155	80	80
36	37b	59	6,6	7,3	81	84	1,7	2,5	250	300	150	155	80	80
37	38b	55	7,8	9,5	70	72	2,3	4,4	300	340	145	155	85	90
38	39b	49	4,6	6,6			1,6	3,1	250		130	125	65	70
39	40b	58	7,9	9,4	70	74	2,0	2,8	230	260				
40	41b	53	7,3	8,9	93	93	2,0	2,4	320	350	150	170	85	95
41	42b	58	6,5	7,8	88	88	1,8	2,3	380	390	145	160	85	95
42	43b	63	6,1	6,5	60	61	2,3	2,5			135	140	60	65

Tab. 2 (Fortsetzung)

Lfd. Nr.	Prot. Nr.	Alter	HMV l/min R	HMV l/min B	Fp R	Fp B	ZBV l R	ZBV l B	V_{O2} R	V_{O2} B	P_s R	P_s B	P_d R	P_d B
43	44b	62	6,9	9,0	78	84	1,9	2,8	300	320	165	170	85	90
44	45b	47	6,8	8,1	88	92	1,8	2,4	320	370	155	145	90	95
45	46b	51	4,9	5,0	82	76	1,5	1,4	290	290	220	210	130	130
46	47b	56	5,9	6,6	104	96	1,2	1,3	320	320	190	170	100	90
47	48b	57	5,3	6,1	72	76			260	310	200	200	120	120
48	50b	47	9,2	10,1	72	70	2,1	3,6	350	380	140	155	75	80
49	51b	48	4,4	4,7	56	56	1,2	1,3	260	250	160	156	100	95
50	52b	61	6,5	6,5	83	77	2,0	2,7	340	390	130	140	80	90
51	53b	55	8,0	9,8	68	78	2,0	2,2	300	380	150	150	85	95
52	54b	48	8,6	7,8	66	64	2,4	2,3	290	290	120	115	75	70
53	55b	57	5,0	6,1	69	73	1,9	2,3	230	260	130	130	70	80
54	56b	59	8,5	8,7	100	96	1,5	2,1	270	240	195	190	95	100
55	57b	48	5,5	6,7	74	81	1,3	1,5	270	270	180	175	105	110
56	58b	58	4,0	5,2	66	73	1,1	1,4	180	200	195	195	80	85
57	59b	61	6,3	7,5	62	72	2,0	2,5	270	290	150	155	80	80
58	60b	61	9,1	7,8	72	69	2,0	1,9	270	210	205	205	80	80
59	61b	55	4,5	5,3	66	67	1,4	1,5	210	230	180	180	105	105
60	62b	52	3,7	3,7	56	52	1,1	1,1			165	165	70	75
61	63b	56	7,1	7,7	76	69	1,9	2,3	230	350	150	150	85	85
62	64b	50	5,3	6,6	65	68	1,4	1,6	200	200	170	170	90	85
63	65b	47	9,7	12,4	92	86	2,1	2,8	320	320	180	170	100	100
64	66b	58	10,8	10,4	102	100	2,1	2,2	360	360	185	180	105	105
M			6,725	7,733	72	75	1916	2461	287	313	151	153	82	85
Δ%				+15		+4		+28		+9		+1		+4

Mittelwert der errechneten Größen (M):	R	B	Δ%
Vs (Schlagvolumen)	93	103	+11
ΔP (Blutdruckdifferenz.)	69	68	− 2
Pm (Arterieller Mitteldruck)	117	119	+ 2
E' (Volumenelastizitätskoeffizient)	1981	1763	−11
W (Peripherer Widerstand)	1392	1232	−12

Tab. 3 Kreislaufgrößen in Ruhe sowie nach 5 und 15 Minuten Badedauer im $3/4$-CO_2-Thermalbad bei 8 Vpmn

Nr.	Prot.-Nr.	Alter	HMV Ruhe	HMV 5'	HMV Bad 15'	Fp Ruhe	Fp 5'	Fp Bad 15'	ZBV Ruhe	ZBV 5'	ZBV Bad 15'	V_{O_2} Ruhe	V_{O_2} 5'	V_{O_2} Bad 15'	P_s Ruhe	P_s 5'	P_s Bad 15'	P_d Ruhe	P_d 5'	P_d Bad 15'
57	59b	61	6,3	7,5	8,5	62	72	68	2,0	2,5	3,0	270	290	270	150	155	150	80	80	85
58	60b	61	9,1	7,8	8,9	72	69	68	2,0	1,9	2,5	270	210	210	205	205	205	80	80	85
59	61b	55	4,5	5,3		66	67		1,4	1,5		210	230	230	180	180	185	105	105	105
60	62b	52	3,7	3,7	4,1	56	52	52	1,1	1,1	1,3	230	250	330	165	165	160	70	75	75
61	63b	56	7,1	7,7	8,8	76	69	69	1,9	2,3	2,3	200	200	210	150	150	155	85	85	90
62	64b	50	5,3	6,6	6,2	65	68	62	1,5	1,6	1,8	320	320	330	170	170	170	90	85	90
63	65b	47	9,7	12,4	11,6	92	86	81	2,1	2,8	2,8	360	360	420	180	170	170	100	100	100
64	66b	58	10,8	10,4	10,4	102	100	102	2,1	2,2	2,4	266	360	420	185	180	195	105	105	120
M			7,06	7,68	8,36	74	73	72	1,76	1,99	2,30	266	266	286	173	172	174	89	89	94
Δ%				+9	+18		−1	−3		+13	+31		±0	+7		−1	+1		±0	+6

Errechnete Größen (Mittelwerte)

	R	B_5'	B_{15}'		%
Vs	95	105	116		+11
Δp	84	83	80		−1
Pm	131	131	134		±0
E'	2361	211	1841		−10,6
W	1484	1365	1282		−8

	%
Vs	+22
Δp	−5
Pm	+2
E'	−22
W	−14

Tab. 4 Lungenfunktionsgrößen in Ruhe sowie nach 5, 10 und 15 Minuten Badedauer bei 35 Vpnn

Lfd. Nr.	Prot.-Nr.	Alter	Ruhe P_{O2a}	P_{CO2a}	PHa	Bad 5' P_{O2a}	P_{CO2a}	PHa	Bad 10' P_{O2a}	P_{CO2a}	PHa	Bad 15' P_{O2a}	P_{CO2a}	PHa
1	1	55		36	7,47		32	7,51						
2	2	42		41	7,41		41	7,41						
3	3	63		41	7,43		43	7,42						
4	4	62		38	7,45		39	7,44						
5	5	53		41	7,43		41							
6	6	64		48	7,38		54	7,37						
7	7	58		51	7,38									
8	8	60		39	7,40		37	7,42						
9	9	48			7,39									
10	10	59		37	7,42			7,43						
11	11	58		42	7,45		44	7,43						
12	12	60		41	7,42		44	7,38						
13	13	51		45	7,40		45	7,39						
14	14	61		43	7,40		45	7,38						
15	15	59	84	39	7,37	81	37	7,39	81	38	7,38	83	36	7,39
16	16	62	75	37	7,43	77	39	7,42	82	39	7,42	80	38	7,43
17	17	56	86	39	7,41	77	39	7,41	83	39	7,42	80	41	7,42
18	18	59	95	44	7,41	85	40	7,44	83	40	7,45	84	42	7,43
19	19	45	79	47	7,37	85	46	7,39	87	47	7,36	91	46	7,35
20	20	59	86	40	7,40	90	38	7,42						
21	21	51	81	41	7,42	79	44	7,42	76	45	7,41	77	45	7,42
22	22	60	70	42	7,40	70	42	7,41	68	42	7,39	64	43	7,39
23	23	55	88	37	7,41	92	37	7,42	88	36	7,42	83	38	7,40
24	24	58		39	7,41		38	7,40		40	7,38	67	42	7,37
25	25	59	72	43	7,39	77	43	7,39	76	44	7,38	78	42	7,39
26	26	61	78	37	7,41	78	34	7,42	77	38	7,42	–	–	–
27	27	63	71	39	7,40	67	41	7,40	73	–	–	–	41	7,40
28	28	47	77	38	7,40	76	38	7,38	77	39	7,37	78	39	7,37
29	29	57	81	40	7,37	70	40	7,39	73	40	7,38	76	41	7,38
30	30	61	74	41	7,37	78	41	7,38	78	41	7,37	74	39	7,38
31	31	60	64	43	7,41	63	44	7,39	62	45	7,39	63	45	7,38
32	32	49	68	42	7,37	73	46	7,37	75	45	7,36	82	44	7,36
33	33	55	83	41	7,37	90	43	7,37	88	43	7,36	90	43	7,35
34	34	55	79	42	7,40	80	42	7,39	82	43	7,39	77	42	7,38
35	35	58	78	39	7,40	90	41	7,39	88	41	7,39	86	42	7,38
Mittelwert		57	78	41	7,40	79	41	7,41	79	41	7,39	79	42	7,39
Δ%						+1	±0	<+1	+1	±0	<−1	+1	+2	<−1

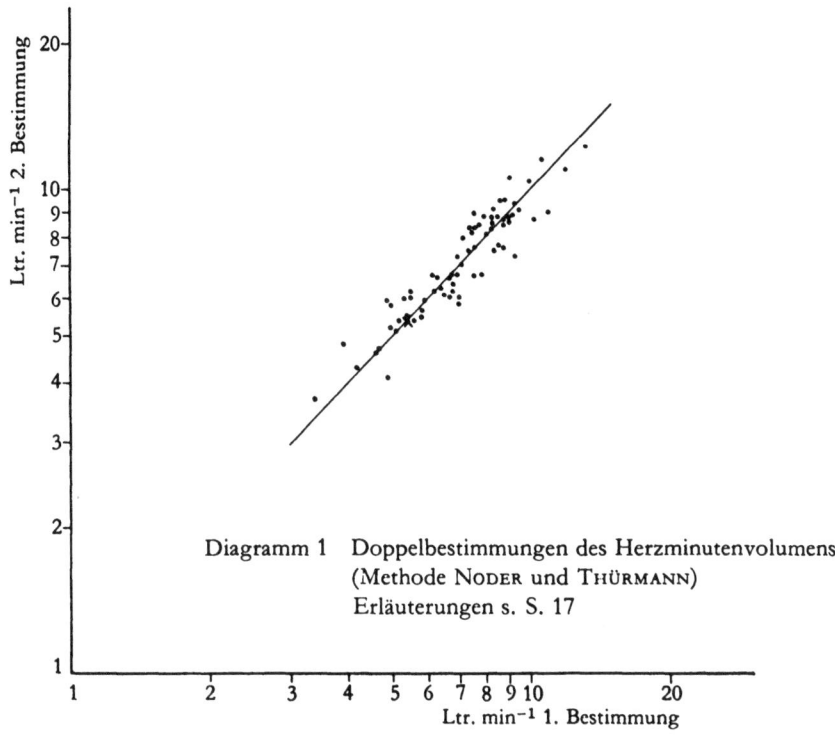

Diagramm 1 Doppelbestimmungen des Herzminutenvolumens
(Methode NODER und THÜRMANN)
Erläuterungen s. S. 17

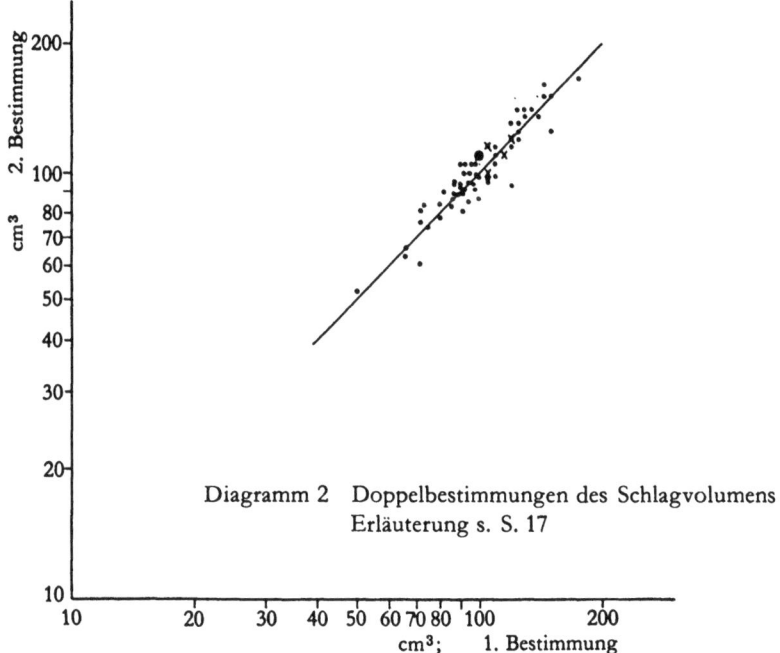

Diagramm 2 Doppelbestimmungen des Schlagvolumens
Erläuterung s. S. 17

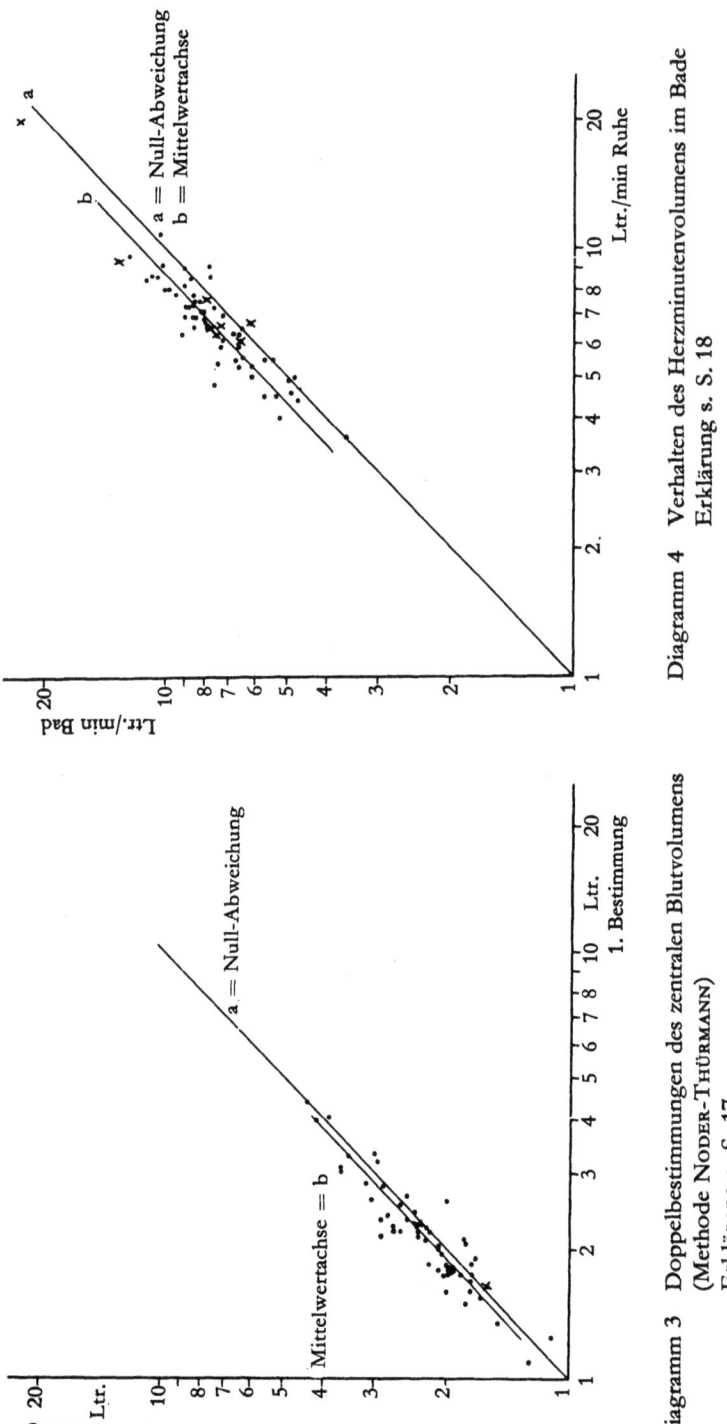

Diagramm 3 Doppelbestimmungen des zentralen Blutvolumens
(Methode Noder-Thürmann)
Erklärung s. S. 17

Diagramm 4 Verhalten des Herzminutenvolumens im Bade
Erklärung s. S. 18

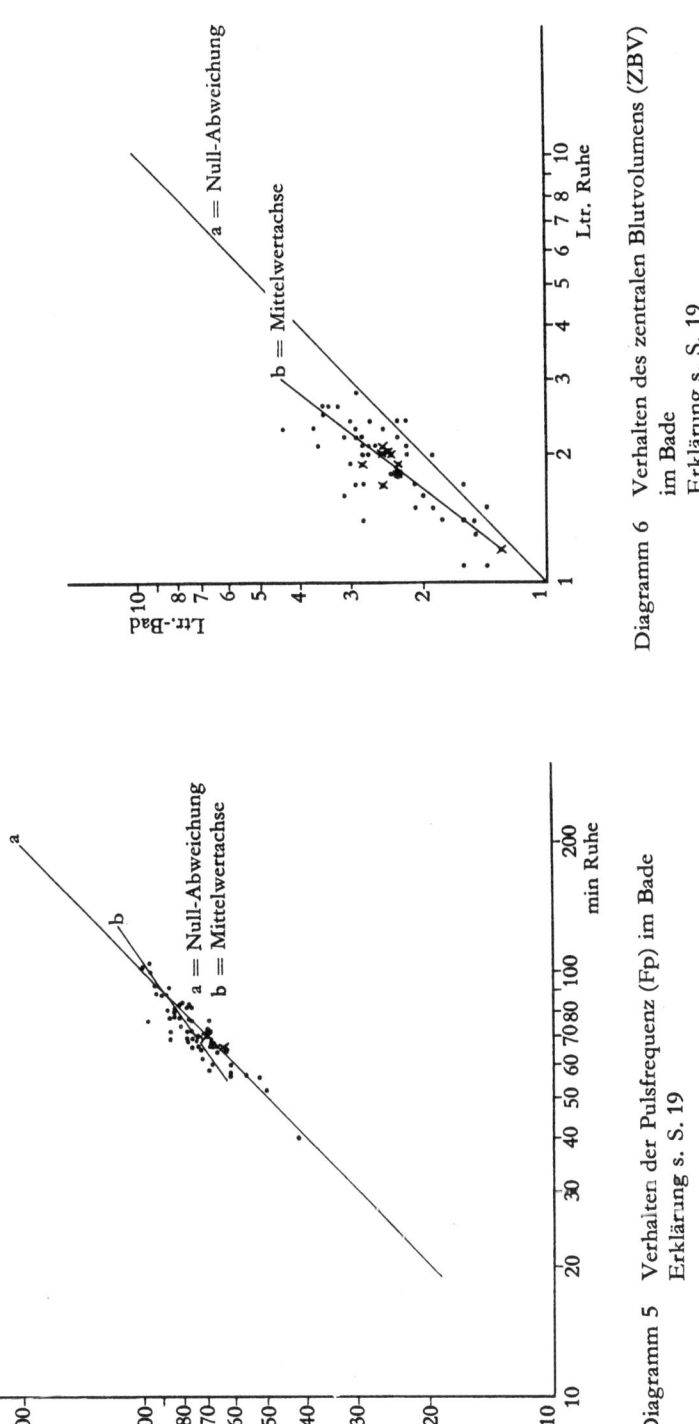

Diagramm 5 Verhalten der Pulsfrequenz (Fp) im Bade
Erklärung s. S. 19

Diagramm 6 Verhalten des zentralen Blutvolumens (ZBV) im Bade
Erklärung s. S. 19

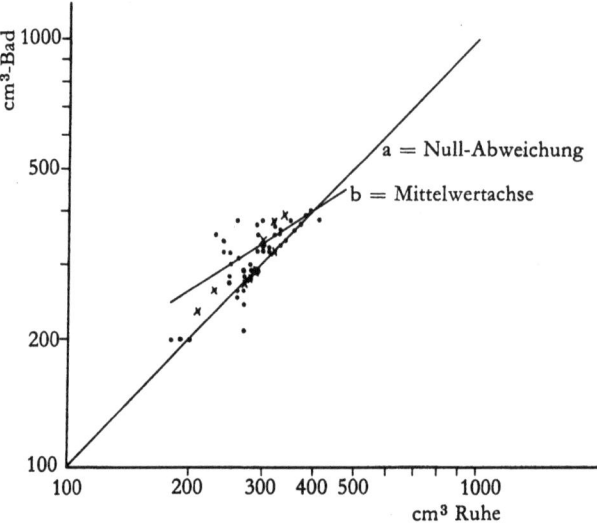

Diagramm 7 Verhalten der Sauerstoffaufnahme (V_{O_2}) im Bade
Erklärung s. S. 18

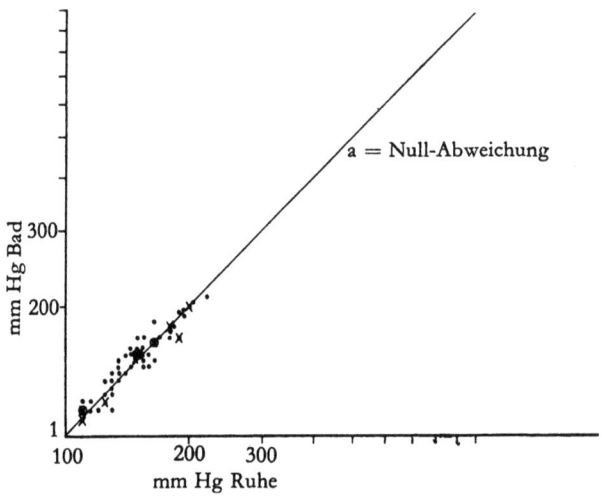

Diagramm 8 Verhalten des systolischen Blutdruckes (P_s) im Bade
Erklärung s. S. 20

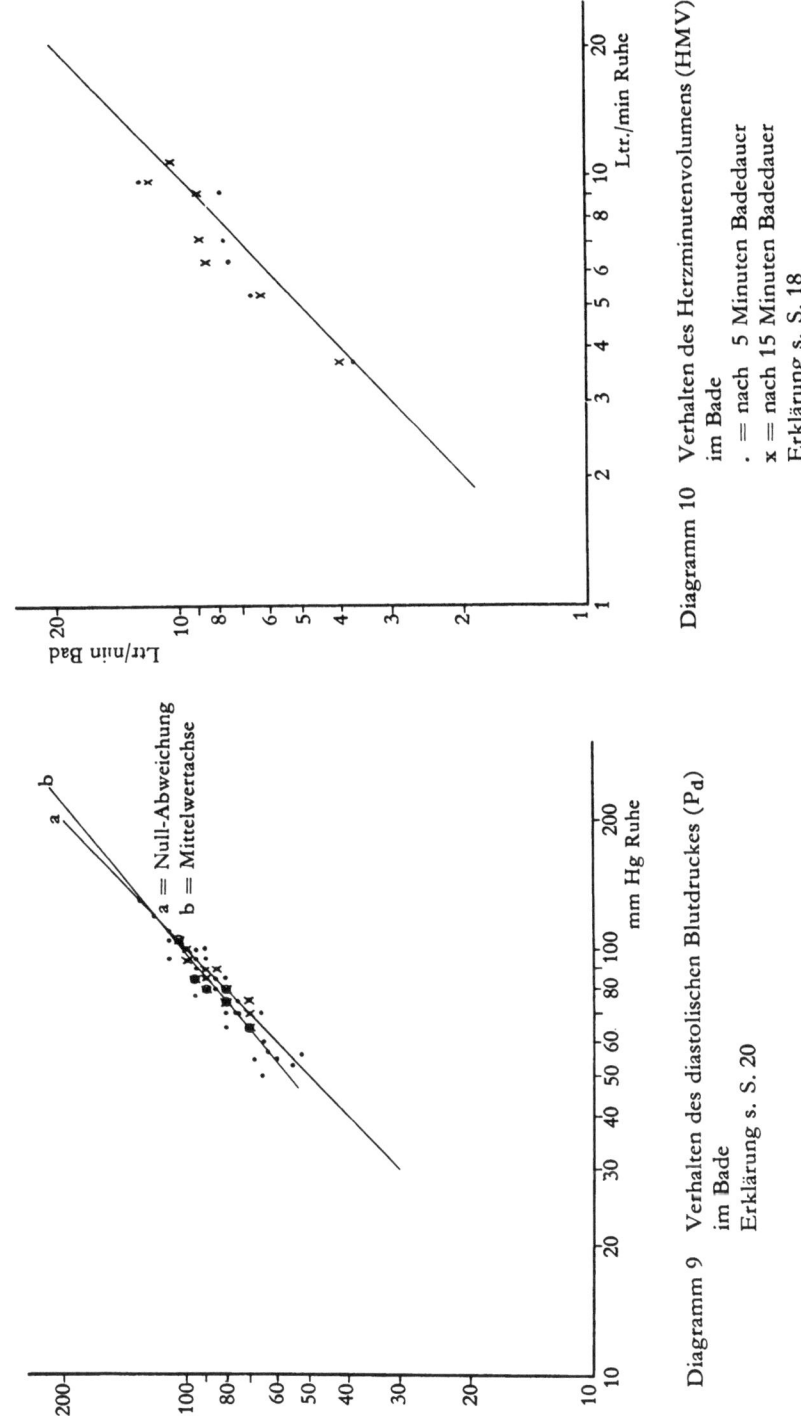

Diagramm 9 Verhalten des diastolischen Blutdruckes (P_d) im Bade
Erklärung s. S. 20

Diagramm 10 Verhalten des Herzminutenvolumens (HMV) im Bade
. = nach 5 Minuten Badedauer
x = nach 15 Minuten Badedauer
Erklärung s. S. 18

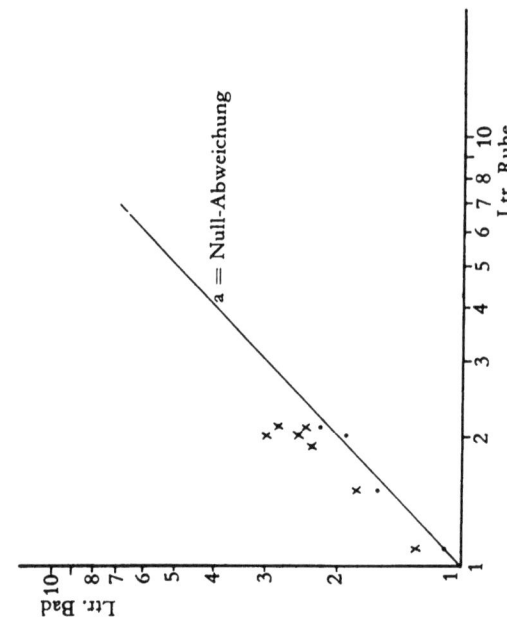

Diagramm 12 Verhalten des zentralen Blutvolumens im Bade
. = nach 5 Minuten Badedauer
x = nach 15 Minuten Badedauer
Erklärung s. S. 19

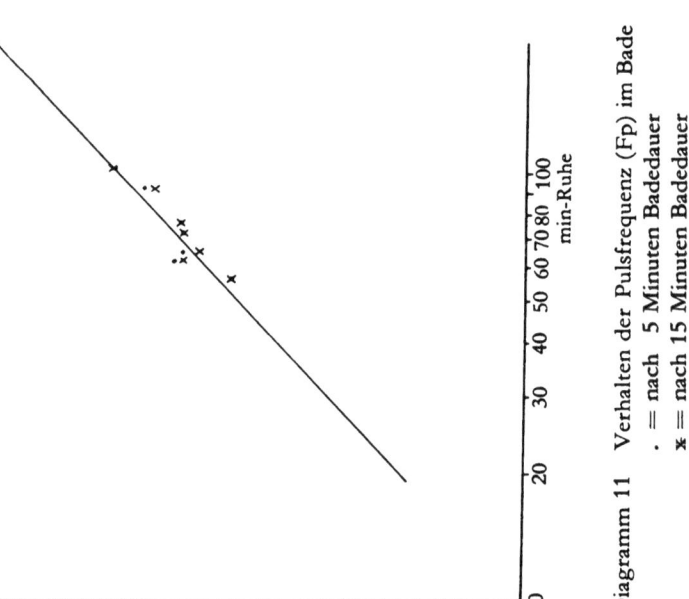

Diagramm 11 Verhalten der Pulsfrequenz (Fp) im Bade
. = nach 5 Minuten Badedauer
x = nach 15 Minuten Badedauer
Erklärung s. S. 19

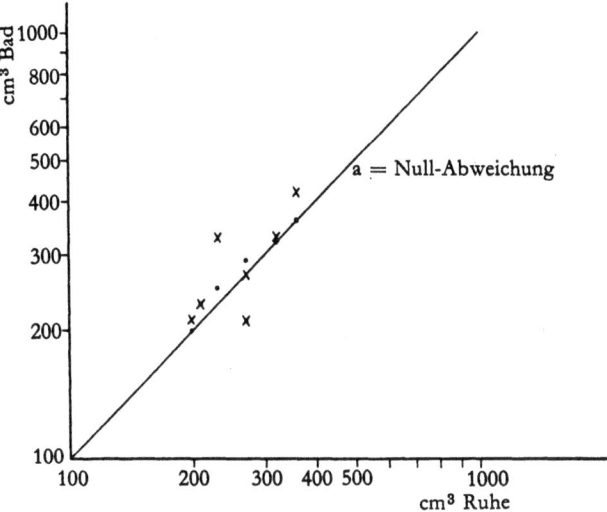

Diagramm 13 Verhalten der Sauerstoffaufnahme (V_{O_2}) im Bade
. = nach 5 Minuten Badedauer
x = nach 15 Minuten Badedauer
Erklärung s. S. 19

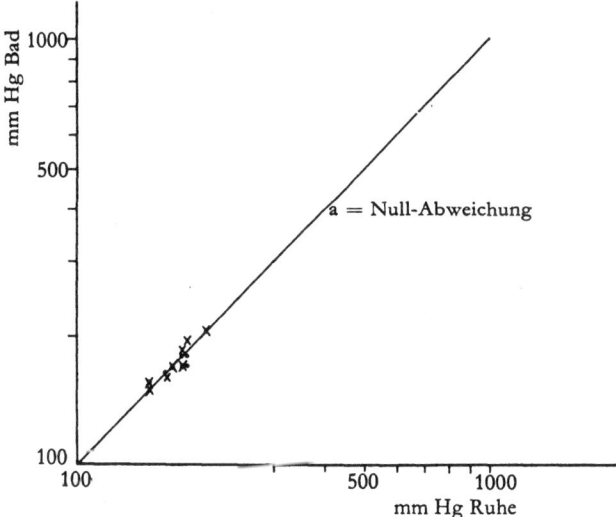

Diagramm 14 Verhalten des systolischen Blutdruckes (P_s) im Bade
. = nach 5 Minuten Badedauer
x = nach 15 Minuten Badedauer
Erklärung s. S. 20

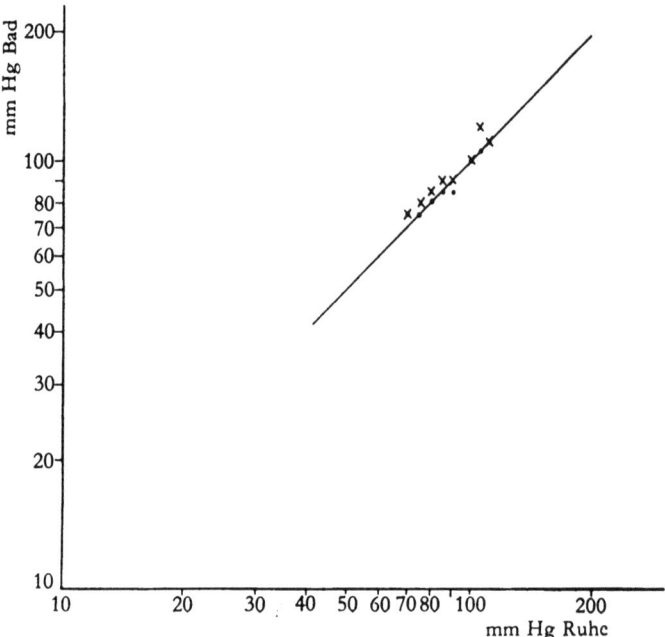

Diagramm 15 Verhalten des diastolischen Blutdruckes (P_d) im Bade
. = nach 5 Minuten Badedauer
x = nach 15 Minuten Badedauer
Erklärung s. S. 20

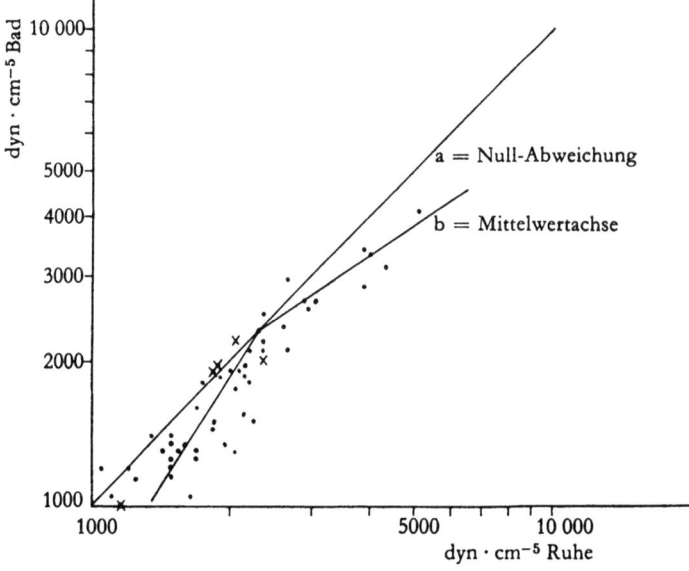

Diagramm 16 Verhalten des Volumenelastizitätskoeffizienten (E') im Bade
Erklärung s. S. 21

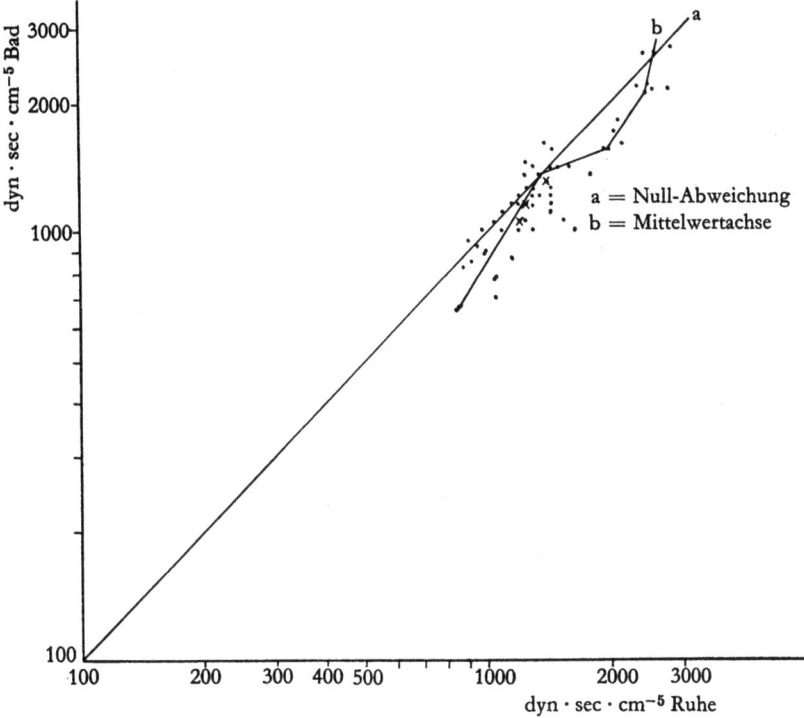

Diagramm 17 Verhalten des peripheren Widerstandes (W) im Bade nach 5 Minuten Badedauer
Erklärung s. S. 23

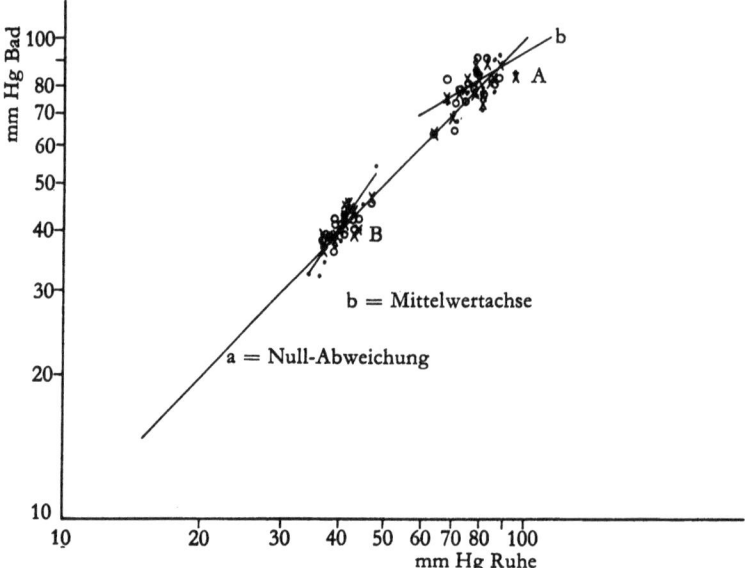

Diagramm 18 Verhalten des
A) arteriellen O_2 Druckes (P_{O2a})
B) arteriellen CO_2 Druckes (P_{CO2a})
im Bade
. = nach 5 Minuten Badedauer
x = nach 10 Minuten Badedauer
0 = nach 15 Minuten Badedauer
Erklärung s. S. 24

FORSCHUNGSBERICHTE
DES LANDES NORDRHEIN-WESTFALEN

Herausgegeben im Auftrage des Ministerpräsidenten Dr. Franz Meyers
von Staatssekretär Prof. Dr. h. c. Dr.-Ing. E. h. Leo Brandt

MEDIZIN · PHARMAKOLOGIE

HEFT 84
Dr. med. habil. Dr. phil. Heinz Baron, Düsseldorf
Über Standardisierung von Wundtextilien
1954. 19 Seiten. DM 6,40

HEFT 94
Prof. Dr. phil. habil. G. Winter, Bonn
Die Heilpflanzen des MATTHIOLUS (1611) gegen Infektionen der Harnwege und Verunreinigung der Wunden bzw. zur Förderung der Wundheilung im Lichte der Antibiotikaforschung
1954. 58 Seiten, 1 Abb., 2 Tabellen. DM 11,50

HEFT 95
Prof. Dr. phil. habil. G. Winter, Bonn
Untersuchungen über die flüchtigen Antibiotika aus der Kapuziner- (Tropaeolum maius) und Gartenkresse (Lepidium sativum) und ihr Verhalten im menschlichen Körper bei Aufnahme von Kapuziner- bzw. Gartenkressensalat per os
1955. 74 Seiten, 9 Abb., 25 Tabellen. DM 14,—

HEFT 146
Dr.-Ing. F. Gruß, Düsseldorf
Sterilisation mit Heißluft
1955. 18 Seiten, 10 Abb. DM 7,70

HEFT 221
Dr. rer. nat. W. Meyer-Eppler, Institut für Phonetik und Kommunikationsforschung der Universität Bonn
Experimentelle Untersuchungen zum Mechanismus von Stimme und Gehör in der lautsprachlichen Kommunikation
1955. 41 Seiten, 24 Abb. DM 13,45

HEFT 237
Dr. med. Paul Endler und Dr. med. H. Ludes, Köln
Bericht über eine Studienreise zur Orientierung der heutigen Behandlung der Lungentuberkulose in den Vereinigten Staaten von Nordamerika
1956. 21 Seiten. DM 7,10

HEFT 257
*Prof. Dr. med. Gunther Lehmann und
Dr. med. J. Tamm, Max-Planck-Institut für Arbeitsphysiologie Dortmund*
Die Beeinflussung vegetativer Funktionen des Menschen durch Geräusche
1956. 37 Seiten, 25 Abb., 3 Tabellen. DM 11,20

HEFT 258
*Dr. med. Helmut Paul, Linz (Rhein), und
Prof. Dr. Otto Graf, Sozialforschungsstelle an der Universität Münster, Dortmund*
Zur Frage der Unfälle im Bergbau
1956. 41 Seiten, 9 Abb., 22 Tabellen. DM 11,20

HEFT 300
*Prof. Dr. Erich Schütz und
Privatdozent Dr. Heinz Caspers, Physiologisches Institut der Universität Münster*
Tierexperimentelle Untersuchungen über die Alkoholwirkungen auf Erregbarkeit und bioelektrische Spontanaktivität der Hirnrinde
1956. 32 Seiten, 6 Abb., 1 Tabelle. DM 9,55

HEFT 306
Prof. Dr. Bernhard Rensch, Münster
Elektrophysiologische Untersuchungen zur Analysierung der Bildung von Assoziationen und Gedächtnisspuren in Gehirn und Rückenmark
Prof. Dr. med. Dr. phil. Arnold Loeser, Münster
Akute und chronische Giftwirkungen sauerstoffhaltiger Lösungsmittel
1956. 23 Seiten, 9 Abb. DM 8,90

HEFT 325
Prof. Dr. phil. Eduard Schratz, Botanisches Institut Abt. Pharmazeutische Botanik der Universität Münster
Pharmakognostische Untersuchungen am Medizinal-Rhabarber
1957. 62 Seiten, 29 Abb., 3 Tabellen. DM 17,90

HEFT 347
Prof. Dr. med. Siegfried Ruff, Dr. med. Friedrich Kipp, Dr. med. Harald Hansteen und Dipl.-Physiologe Dr. med. Gerhard Müller, Bonn
Untersuchungen zur Frage der Gehörschädigung des fliegenden Personals der Propellerflugzeuge
1957. 42 Seiten, 27 Abb., 3 Tabellen. DM 11,10

HEFT 359
Dr.-Ing. Franz Josef Meister, Düsseldorf
Veränderung der Hörschärfe, Lautheitsempfindung und Sprachaufnahme während des Arbeitsprozesses bei Lärmarbeiten
1957. 74 Seiten, 11 Abb., 40 Audiogramme, zahlreiche Tabellen. DM 19,90

HEFT 371
Dr. phil. Wilhelm Lejeune, Köln
Beitrag zur statistischen Verifikation der Minderheiten-Theorie
1958. 90 Seiten, 14 Abb. DM 17,90

HEFT 387
Prof. Dr. med. Walter Kikuth und Dozent Dr. med. Ludwig Grün, Düsseldorf
Die Verhütung von Infektion durch Desinfektion des Raumes und der Raumluft
1957. 84 Seiten, 14 Abb., 20 Tabellen. DM 22,50

HEFT 394
Privatdozent Dr. med. Wilhelm Koch, Oberarzt der Orthopädischen Universitätsklinik und Poliklinik (Hufferstiftung) Münster Direktor: Prof. Dr. med. O. Hepp
Die Ablagerung radioaktiver Substanzen im Knochen
1958. 188 Seiten, 147 Abb. DM 51,—

HEFT 414
Dr. med. Heinz Karl Parchwitz und Dr. med. Cuno Winkler, Chirurgische Universitätsklinik und Poliklinik Bonn Direktor: Prof. Dr. Alfred Gütgemann
Speicherung organischer Farbstoffe und künstlich radioaktiver Substanzen in Geschwülsten
1957. 34 Seiten, 14 Abb. DM 13,35

HEFT 416
Oberregierungsgewerberat Dipl.-Ing. Gerd Steinicke, Hamburg
Die Wirkung von Lärm auf den Schlaf des Menschen
1957. 34 Seiten, 14 Abb., 8 Tabellen. DM 11,60

HEFT 446
Dr. med. Gerhard Schäfer, Bonn
Glutationsstoffwechsel und Sauerstoffmangel
1957. 18 Seiten, 5 Tabellen. DM 6,40

HEFT 448
Dr. med. Cuno Winkler, Isotopen-Laboratorium der Chirurgischen Universitätsklinik Bonn
Ein Koinzidenz-Szintillometer zum Zwecke der Schilddrüsenfunktionsdiagnostik und der Tumordiagnostik *1957. 20 Seiten, 12 Abb. DM 8,35*

HEFT 467
Prof. Dr. Dr. h. c. E. Klenk und Dr. phil. Hans Faillard, Physiologisch-Chemisches Institut der Universität Köln
Neue Erkenntnisse über den Mechanismus der Zellinfektion durch Influenzavirus
Die Bedeutung der Neuraminsäure als Zellreceptor für das Influenzavirus
1957. 40 Seiten, 5 Abb. DM 14,40

HEFT 468
Prof. Dr. med. Dr. med. dent. Gustav Korkhaus und Dr. med. dent. Rudolf Alfter, Bonn
Die Vakuumwurzelbehandlung
1958. 48 Seiten, 60 Abb. DM 16,55

HEFT 486
Dozent Dr. med. Eberhard Lerche und Dr. med. Jost Schulze, Aachen
Hörermüdung und Adaptation im Tierexperiment
1958. 31 Seiten, 12 Abb. DM 10,55

HEFT 490
Im Auftrage der Forschungsgemeinschaft »Staub- und Silikosebekämpfung«
Zur Staub- und Silikosebekämpfung im Steinkohlenbergbau
1958. 90 Seiten, 47 Abb., 7 Tabellen. Vergriffen

HEFT 497
Oberarzt Dr. med. Gunter Mussgnug, Chirurgische Abteilung des Knappschafts-Krankenhauses Bottrop/Westf. Direktor: Prof. Dr. med. Blumensaat
Die Knochenveränderungen und der Knochenstoffwechsel beim Sudeck-Syndrom
1957. 46 Seiten, 18 Abb. DM 13,85

HEFT 517
Prof. Dr. med. Gunther Lehmann und Dr. med. Joachim Meyer-Delius, Max-Planck-Institut für Arbeitsphysiologie, Dortmund
Gefäßreaktionen der Körperperipherie bei Schalleinwirkung
1958. 24 Seiten, 12 Abb., 2 Tabellen. DM 9,15

HEFT 530
Prof. Dr. med. Otto Graf, Dr. R. Pirtkien, Dr. Dr. Joseph Rutenfranz und Dr. E. Ulich, Dortmund
Nervöse Belastung im Betrieb. I. Teil: Nachtarbeit und nervöse Belastung
1958. 52 Seiten, 10 Abb. Vergriffen

HEFT 538
Prof. Dr. Karl Hinsberg
Reaktion zur Frühdiagnose von Krebserkrankungen
1958. 14 Seiten, 1 Abb., 3 Tabellen. DM 7,—

HEFT 555
Dipl.-Phys. Karl Sellier,
Der Nachweis kleinster CO-Mengen in Körperflüssigkeiten
Aus dem Institut für Gerichtliche Medizin der Universität Bonn Direktor: Prof. Dr. med. H. Elbel
1958. 22 Seiten, 12 Abb. DM 9,10

HEFT 556
*Prof. Dr. Adolf Gütgemann und
Dr. med. Gunther Karcher*
Klinische und experimentelle Untersuchungen mit Hilfe einer künstlichen Niere
1958. 14 Seiten, 4 Abb. DM 7,10

HEFT 560
*Prof. Dr. med. Josef Vonkennel und
Dr. Günter Froitzheim, Universitäts-Hautklinik, Köln*
Zur Prüfung silikohaltiger Hautschutzsalben
1958. 22 Seiten, 4 Tabellen. DM 8,95

HEFT 571
Privatdozent Dr. med. Werner Klosterkötter
Zur Wirkung der Kieselsäure bei der Entstehung der Silikose
1958. 152 Seiten, 96 Abb., 7 Tabellen. DM 41,95

HEFT 577
Prof. Dr. med. Siegfried Ruff, Dr. med. Kurt Krieger, Dr. med. Gerhard Schäfer, Dr. med. Wolfgang Hartwich, Bonn, Dr. med. Otto Wünsche, Bad Godesberg, Dr. med. Hans Braun und Dr. med. Harald Hansteen, Bonn
Untersuchungen zur therapeutischen Anwendung des Sauerstoffmangels. 1. Mitteilung
1958. 118 Seiten, 30 Abb., 8 Tabellen. DM 29,10

HEFT 581
*Obermedizinalrat a. D. Dr. med. Friedrich Bassermann, Chefarzt der Heilstätte Donaustauf bei Regensburg.
Aus dem Westdeutschen Tuberkulose-Forschungsinstitut an dem Sanatorium Rheinland, Honnef am Rhein
Leiter : Medizinalrat Dr. W. Ohm*
Elektronenoptische Untersuchungen an Ultradünnschnitten des Tuberkulose-Erregers sowie der käsigen Gewebsnekrose und zum Problem des Vorkommens einer mycobakteriellen L-Phase
1958. 64 Seiten, 28 Abb. DM 18,90

HEFT 619
*Prof. Dr. med. Otto Graf und
Dr. med. Dr. phil. Joseph Rutenfranz, Max-Planck-Institut für Arbeitsphysiologie, Dortmund*
Zur Frage der Belastung von Jugendlichen
1958. 66 Seiten, 18 Abb., 12 Tabellen. DM 16,50

HEFT 626
Deutsches Krankenhaus-Institut e. V., Düsseldorf
Arbeitsabläufe auf Krankenstationen
1959. 264 Seiten, 59 Abb., 24 Tabellen. Vergriffen

HEFT 635
*Dr.-Ing. Dieter Dieckmann, Max-Planck-Institut für Arbeitsphysiologie, Dortmund
Direktor : Prof. Dr. med. Gunther Lehmann*
Die Minderung der Schwingungsbelastung des Menschen in Kraftfahrzeugen
1958. 24 Seiten, 8 Abb., 1 Tabelle. DM 7,90

HEFT 679
*Aus der chirurgischen Universitätsklinik Köln.
Direktor : Prof. Dr. med. Victor Hoffmann, und der Arbeits- und Forschungsgemeinschaft für Stadtverkehr und Verkehrssicherheit Prof. Dr. Dr. Paul Berkenkopf.
Bearbeiter : Gernot Büttner*
Die Verletzung von Autoinsassen. Ihre Entstehung und Verhütung
I. und II. Teil
1959. 393 Seiten, 180 Abb., 59 Tabellen. DM 66,—

HEFT 736
Dr. med. Walter Teusch Leitender Arzt der Inneren Abteilung des St.-Michael-Krankenhauses Völklingen/Saar
Behebung der Störungen vitaler Lebensvorgänge und ihrer Folgestörungen
1959. 30 Seiten. DM 8,50

HEFT 855
Prof. Dr. Jörn Gleiss, Kinderklinik Medizinische Akademie, Düsseldorf
Soziologische Untersuchungen über die Säuglingssterblichkeit im Ruhrgebiet
1960. 31 Seiten, 5 Abb., 13 Tabellen. DM 9,90

HEFT 856
Prof. Dr. Heinrich Reploh, Dr. Günther Gängel und Dr. Alexander Nehrkorn, Hygiene-Institut der Universität Münster
Untersuchungen über den Einfluß von Abwasser-Organismen auf Krankheitserreger
1960. 26 Seiten, 11 Abb., 11 Tabellen. DM 8,60

HEFT 860
Prof. Dr. med. Dr.-Ing. Wilhelm Dirscherl und Privatdozent Dr. rer. nat. Karl-Oskar Mosebach, Physiologisch-chemisches Institut der Universität Bonn
Untersuchungen über die Wirkungsweise der Steroidhormone und den Umsatz der Organproteine
1960. 20 Seiten, 6 Abb., 3 Tabellen. DM 7,—

HEFT 899
Dr.-Ing. Franz Josef Meister, Akustisches Laboratorium in der Medizinischen Akademie Düsseldorf
Aufzeichnung und Schallanalyse von Herzimpulsen mit Anwendungsbeispielen der Wirkung von Schallschocks auf den Menschen
1960. 39 Seiten, 21 Abb. DM 13,50

HEFT 992
Prof. Dr. Siegfried Niedermeier, Chefarzt der Augenklinik der Städtischen Krankenanstalten, Krefeld
Verfeinerung der Technik der Netzhautoperation
1961. 22 Seiten, 10 Abb. DM 7,90

HEFT 996
Dozent Dr. Martin Zindler, Chirurgische Klinik der Medizinischen Akademie, Düsseldorf
Direktor: Prof. Dr. Ernst Derra
Künstliche Hypothermie für Herzoperationen mit Kreislaufunterbrechnug Teil I
1961. 82 Seiten, 17 Abb., 6 Tabellen. DM 24,40

HEFT 1001
Dipl.-Phys. Günther Langner, Institut für Elektronenmikroskopie an der Medizinischen Akademie Düsseldorf
Direktor: Prof. Dr. med. H. Ruska
Die Informationsübertragung bei der Mikroskopie mit Röntgenstrahlen
1961. 125 Seiten, 25 Abb. DM 37,—

HEFT 1019
Prof. Dr. med. habil. Kurt Herzog, Chefarzt der Chirurgischen Klinik der Städtischen Krankenanstalten Krefeld
Zur Methodik der fortlaufenden graphischen Registrierung von Bewegungen der Gliedmaßengelenke des Menschen
1961. 59 Seiten, 26 Abb. DM 19,—

HEFT 1032
Prof. Dr. med. Wilhelm Bolt, Medizinische Universitätsklinik, Köln-Lindenthal
Lungenangiographie
1961. 40 Seiten, 30 Abb. DM 17,20

HEFT 1040
Dr. med. Ursula Dix, Augenklinik der Medizinischen Akademie Düsseldorf
Direktor: Prof. Dr. E. Custodis
Zur Frage der medikamentösen Verbesserung des nächtlichen Sehens
1962. 80 Seiten, 40 Abb. DM 26,50

HEFT 1049
Prof. Dr. med. Ludwig Grün, Medizinische Akademie, Düsseldorf
Die biochemischen Eigenschaften der Staphylokokken im Hinblick auf die Pathogenitätsbestimmung und Differenzierung der Keime zur Erkennung des Staphylokokken-Hospitalismus
1961. 61 Seiten. DM 19,50

HEFT 1080
Prof.-Ing. Ludolf Engel, Bergakademie Clausthal-Zellerfeld
Theorie der handgeführten schlagenden Druckluftwerkzeuge und experimentelle Untersuchungen insbesondere an Abbauhämmern im normalen und abnormalen Betrieb
1962. 86 Seiten, 53 Abb., 4 Tabellen. DM 39,—

HEFT 1103
Prof. Dr. med. Helmut Venrath, Dr. med. Paul Endler, Dr. med. Marta Pirlet, Dr. med. Karl Heinz Trippe und Günter Sander, VDI, Medizinische Universitätsklinik Köln
Direktor: Prof. Dr. med. Dr.-Ing. h. c., Dr. med. h. c. H. W. Knipping
Über eine neue Methode der regionalen Ventilationsanalyse mit Hilfe des radioaktiven Edelgases Xenon 133. (Isotopenthorakographie)
1962. 99 Seiten, 82 Abb., 6 Tabellen. DM 39,40

HEFT 1123
Prof. Dr. med. Dr. phil. Leo Norpoth,
Dr. Theo Surmann unter Mitarbeit von Josef Clösges, Karl Tenderich, Wilhelm Oberwittler und Maria Schulze, Medizinische Abteilung des Elisabeth-Krankenhauses Essen
Bioptische, bio- und fermentchemische Magenuntersuchungen
1962. 60 Seiten, 18 Abb., 23 Tabellen, 1 Faltblatt. DM 26,—

HEFT 1130
Prof. Dr. Hans Maier-Bode, Pharmakologisches Institut der Rheinischen Friedrich-Wilhelm-Universität Bonn
Direktor: Prof: Dr. R. Domenjoz
Untersuchungen zur Frage nach einer etwaigen Aufnahme von Dieldrin aus Dieldrin-imprägnierter Wolle in den menschlichen Organismus
1962. 23 Seiten, 7 Tabellen. DM 10,80

HEFT 1161
Dozent Dr. med. Oberdorf, Pharmakologisches Institut der Medizinischen Akademie Düsseldorf
Direktor: Prof. Dr. med. Fritz Hahn
Zur Pharmakologie des Bemegrid
Zugleich ein Beitrag zur Behandlung der Schlafmittelvergiftung
1963. 69 Seiten, 10 Abb., 10 Tabellen. DM 32,80

HEFT 1174
Deutsches Krankenhausinstitut e. V., Düsseldorf
Strahlenuntersuchungen und Strahlenbehandlungen — Organisation und Arbeitsablaufgestaltung in Strahlenabteilungen Allgemeiner Krankenhäuser
1963. 172 Seiten, 28 Abb., 29 Tabellen. DM 85,50

HEFT 1209
Prof. Dr. med. Rudolf Völker apl. Professor für Innere Medizin der Universität Göttingen, Ärztl. Direktor des Städt. Krankenhauses Bad Oeynhausen
I. Die Früherkennung der Herz- und Gefäßkrankheiten.
II. Methodische Verbesserungen zur Funktionsdiagnostik cardiovasculärer Erkrankungen
1963. 40 Seiten, 25 Abb. DM 24,80

HEFT 1210
Dr. med. Elmar Schnepper, Chirurgische Klinik und Poliklinik der Universität Münster
Direktor: Prof. Dr. med. P. Sunder-Plassmann
Vergleichende experimentelle und klinische Untersuchungen von 60 Co-γ-Strahlen und 200 kV-Röntgenstrahlen
1963. 191 Seiten, 135 Abb., 17 Tabellen. DM 116,—

HEFT 1273
Prof. Dr. med. B. Lüderitz und W. Noder, Bäderwissenschaftliches Institut des Staatsbades Salzuflen an der Universität Münster in Bad Salzuflen
Über die Wirkung von Bädern mit verschiedenem Kochsalz- und CO_2-Gehalt auf Gesunde und Kranke mit Funktionsstörungen des kardio-pulmonalen Systems

HEFT 1340
Walter Pribilla, Medizinische Klinik der Städtischen Krankenanstalten Köln-Merheim
Direktor: Prof. Dr. H. Schulten
Erythrokinetik
Untersuchungen über die Destruktion und Produktion der Erythrozyten mit Cr 51 und Fe 59
In Vorbereitung

HEFT 1393
Prof. Dr. J. Gleiss, Kinderklinik der Medizinischen Akademie, Düsseldorf
Zur Analyse teratogener Faktoren mit besonderer Berücksichtigung der Thalidomid-Embryopathie
In Vorbereitung

Verzeichnisse der Forschungsberichte aus folgenden Gebieten können beim Verlag angefordert werden:
Acetylen/Schweißtechnik – Arbeitswissenschaft – Bau/Steine/Erden – Bergbau – Biologie – Chemie – Eisenverarbeitende Industrie – Elektrotechnik/Optik – Energiewirtschaft – Fahrzeugbau/Gasmotoren – Farbe/Papier/Photographie – Fertigung – Funktechnik/Astronomie – Gaswirtschaft – Holzbearbeitung – Hüttenwesen/Werkstoffkunde – Kunststoffe – Luftfahrt/Flugwissenschaften – Luftreinhaltung – Maschinenbau – Mathematik – Medizin/Pharmakologie/NE-Metalle – Physik – Rationalisierung – Schall/Ultraschall – Schiffahrt – Textiltechnik/Faserforschung/Wäschereiforschung – Turbinen – Verkehr – Wirtschaftswissenschaft.

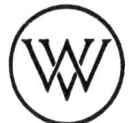

WESTDEUTSCHER VERLAG · KÖLN UND OPLADEN
567 Opladen/Rhld., Ophovener Straße 1-3

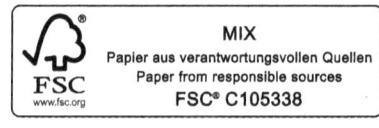

If you have any concerns about our products,
you can contact us on
ProductSafety@springernature.com

In case Publisher is established outside the EU,
the EU authorized representative is:
**Springer Nature Customer Service Center GmbH
Europaplatz 3, 69115 Heidelberg, Germany**

Printed by Libri Plureos GmbH
in Hamburg, Germany